ERICKSON
Patterns of The Hypnotic Techniques of **Milton H. Erickson, M.D.**
Vol. II

ミルトン・エリクソンの催眠テクニック II

知覚パターン｜篇

ジョン・グリンダー
ジュディス・ディロージャ
リチャード・バンドラー ｜著
John Grinder & Judith Delozier, Richard Bandler

浅田仁子 ◉訳

春秋社

まえがき

ミルトン・H・エリクソン医学博士

　1919年、高校を卒業してまもなく、わたしはポリオを発症し、数カ月の間ほぼ全身が麻痺しました。無事だったのは、目と耳と思考力だけでした。農場の我が家に隔離状態となったため、気晴らしになるようなことはほとんどありませんでしたが、幸い、以前から人間の行動に関心があったので、両親や八人のきょうだい、さらには、わたしのケアをしてくれていた准看護師の行動を観察するようになりました。体を動かせないため、わたしの観察はどうしても、彼らがわたしに関してどのようなコミュニケーションを取り合っているかという点に絞られました。

　当時のわたしには、ボディランゲージやそれ以外の非言語的コミュニケーションについて、すでに多少の知識はありました。しかし、たった一回のやり取りにも、言語的コミュニケーションと非言語的コミュニケーションとの間に頻繁に矛盾があることに気づいて、わたしは驚きました。しかもそれは、わたしにとって、しばしばぎょっとするような矛盾でした。これに興味をかき立てられたわたしは、ことあるごとにますますじっくり観察するようになりました。

　「ダブルテイク〔ひとつの言葉が二重の解釈をもちうること〕」とは、しばしばまったく別の経験から来る連想を基盤とした、異なるふたつの理解レベルにおける知覚のことですが、これに気づいたことで、観察の新たな場が開けました。やがて、「トリプルテイク」も起こりうることに気づくと、わたしは頭の中で、ひとつのコミュニケーションについていろいろな言葉づかい（フレージング）を繰り返し練習し、異なる理解レベルで異なる知覚を発生させたり、さらには、特性が矛盾するような知覚を発生させたりするようになりました。こうした努力を重ねた結果、そのほかにも数多くの要因がコミュニケーションを支配していることを認識す

i

るようになりました。そうした要因には、たとえば、声の調子、時間的な価値、提示の順序、遠近関係、内在的な矛盾、削除、歪曲、冗語、強調の過不足、直接／間接、曖昧さ、適／不適などがあります。

　また、どうやら知覚と反応には複数のレベルがあり、それらは必ずしも、普通の気づき、すなわち、意識的な気づきのレベルにあるわけではなく、自己が認識しない理解レベルにあって、それがしばしば「本能的」や「直観的」という言葉で表現されているのだということも明らかになってきました。
　その好例としてわかりやすいのは、なんといっても、フランク・ベーコンが舞台演劇「ライトニン」で主役として見せた演技でしょう。彼はさまざまな場面において短く「ノー」というだけで、少なくとも16種類の意味を伝えました。たとえば、明確な「ノー」、微妙な「イエス」、望みをほのめかす「まだです」、おもしろがっていう「ばかじゃないの！」、さらには、強烈に否定する「何があろうと絶対に」といったものまで伝えていました。声の調子が変われば、それがひとつの語彙となって、言葉によるコミュニケーションを実際に変えることができるということであり、これはボディランゲージでも同様です。
　その後わたしはクラーク・L・ハルによる実験的な催眠に出会い、注意を向ける焦点の数を減らすことや具体的な焦点を選択して操作することの可能性に気づくようになりました。これがきっかけとなり、コミュニケーションの複雑さに関する自分の気づきと、催眠に関する自分の理解とを結びつけ、実験や心理療法に役立てるようになりました。

　わたしは今こうして、リチャード・バンドラーとジョン・グリンダーによる本書にまえがきを書いていますが、本書は、わたしの方法論を完全に説明し切れているとはけっしていえません。けれども、ふたりは、自ら明言しているとおり、わたしが自分でするよりもはるかにうまく、わたしのやりかたを説明しています。わたしは自分のしていることを理解していますが、どのようにやっているかは、とても説明できません。
　その簡単な例としては、娘のクリスティーナが医学生だったころの体験を挙げるといいかもしれません。娘はたまたま、アーネスト・ロッシとわたしが書いたダブル・バインドに関する論文を取り上げる機会があり、それを読んだあ

と、おもしろがっていいました。「なるほど、わたしはそういうふうにしてるってわけね！」その場にいたロッシ博士はすぐに訊ねました。「で、君は何をそういうふうにしてるってわけなんだね？」

娘は説明しました。「どんな患者さんにも直腸とヘルニアの検査を拒否する権利があって、実際、多くの患者さんがそうしています。でも、わたしは、検診のその段階になると、患者さんに共感を込めていうんです。『わかりますよ、こうしてわたしに目や耳や鼻をのぞき込まれ、あちこちつつかれたり叩かれたりするのはさぞかしうんざりでしょうね。でも、直腸とヘルニアの検査が終わったら、すぐにわたしにさよならがいえますから』って。そうすると、患者さんたちはいつも最後まで我慢して、そのさよならをいおうとするんです」

わたしはコミュニケーションの複雑性がさらに分析され催眠に役立てられることを願っていますが、本書一冊にそのすべてを収めるのは無理なようです。また、この分析とは別に、入念に構成したコミュニケーションを行なうと、実際にはそう請われていないことも多いのに、なぜ、どのようにして、あれほど多くの効果的な反応を患者から引き出せるのかについても、分析されることを願っています。そうした追加の研究がゆくゆく行なわれることは間違いありません。リチャード・バンドラーとジョン・グリンダーによる本シリーズの第Ⅱ巻をわたしは期待しています。

本書にこのまえがきを書くことを、ずっと楽しみに思い、名誉に思ってきました。本書がわたしの催眠技法を中心としたものだから、そういうのではありません。くだくだしい語唱や直接暗示、権威を笠に着た命令に代わって、意味のあるコミュニケーションを行なうべきだということが明確に認識される必要があり、長年の懸案だったその必要が、とうとう満たされたからこそ、そういうのです。

〔この「まえがき」と「読者へのガイド」は刊行当時（1975）、原著の第Ⅰ巻「言語パターン篇」に付されたものだが、邦訳では第Ⅱ巻「知覚パターン篇」から読まれる読者に向けて冒頭に再録した。〕

謝 辞

　本書への論文引用を了解してくださったミルトン・H・エリクソン医学博士、および、引用した文献の大半に関する元々の版権を所有している米国臨床催眠学会に、心よりお礼申し上げます。

　また、ジャンヌ・ニクソン、カリフォルニア州サンタ・クララのペンギンブックスの社員やアーティスト、タイポグラファーの皆さんには、本書のデザインや印刷面でたいへんお世話になりました。ありがとうございます。

　アーネスト・ロッシにはテープや手書きの原稿を提供していただきました。深く感謝しています。

読者へのガイド
天才セラピストはいかに語りかけるか

　ミルトン・エリクソンは医療催眠の第一人者として世界的に称賛されている。催眠に関する専門論文を百本以上書き、1920年代以降は、催眠を教授し、催眠による治療を行ないつづけている。

　催眠には、人類に提供しうる大きな可能性があるが、その可能性を探究し、かつ、それを立証するエリクソンの能力は、この分野の誰よりも優れている。しかし、科学者たちはその能力に困惑した。それゆえ、眼前で彼が行なったことが否定しようもない現実であり、そこでは、人間の心には到底なしえないと思われていることが起きていたにもかかわらず、彼の業績を概して奇跡とみなすか、ありえないこととして糾弾している。

　さらに、彼の弟子には、彼がいとも手軽に使う催眠技法を実際に使えるようになる者がほとんどいない。ミルトン・エリクソンが催眠誘導を行ない、意識の催眠状態を利用する間に示す行動はきわめて複雑だ。それでいて、非常に体系的でもある。すなわち、彼の行動には特徴的なパターンがあるということだ。一方、わたしたちには、複雑な人間行動の明示的なモデルを構築するスキルがある。つまり、そうした複雑な行動パターンを示す地図をわたしたちが創れば、ほかの人びとがその地図を使ってその行動パターンを学び、利用できるようになるのである。ノーム・チョムスキーが現代の生成文法の一モデルを表わす最初の公式について語った言葉を引用しておこう[1]。

　……ひとつは、言語構造について、はっきりした形をもつ一般理論を構築し、そうした理論の基盤を探ろうとしているのである。言語学で厳密な公式を探究するのには、論理的な正確さに対する単なる関心や言語分析法を洗練して揺るぎないものにしたいという希望よりもはるかに重い動機がある。正確に構築された言語構造モデルは、発見自体のプロセスの中で、否

定的にも肯定的にも、重要な役割を果たす可能性がある。正確ではあるが不充分な公式化を押し通し、容認できない結論に到ることによって、なぜ不充分なのか、まさにその原因をしばしば顕在化させることができ、その結果として、言語学的データをより深く理解できるようになる。もっと前向きにいえば、はっきりした形をもつ理論が構築されれば、元々その理論で解決しようとしていた問題以外の数多くの問題の解決法が自動的にもたらされるかもしれないということである。

本書は、これと同じことを催眠の分野で行なおうとするわたしたちの努力を示すものである。

エリクソンはわたしたちのこのスキルを認め、催眠を行なう他の人びとが自分の強力なツールやテクニックを利用できるよう本書を構成してほしいといった。催眠を行なっている最中のエリクソンの行動パターンをいくつか本書で提示しているのは、わたしたち著者の意向である。わたしたちは読者がこれらのスキルを自分の仕事で活かせるよう、簡単に学習できる段階的な形で、明示的なモデルを提供するつもりである。第Ⅰ巻は三部から成り、それぞれにおいて、モデリングの三つのレベルを説明している。

第Ⅰ部には、エリクソンの論文を数本掲載している。彼のワークがよくわかり、わくわくする好例である。彼の行動パターンを特定する注釈を併記している箇所があるが、わたしたちが特定したパターンでは、エリクソンのワークで提示されているものを論じ尽くしているとはけっしていえない。本書は、この作業に着手すること、同時に、エリクソンの言語パターンのもっとも本質的な要素を提示することのみを目ざすものである。

第Ⅱ部では、そうしたパターンを無理のないグループに分類している。これによって、エリクソンのワークを理解し、催眠に関する自分自身の体験を体系化するための総合的な方法をつかんでいただければと思う。わたしたちの目的は、読者の皆さんにこうしたパターンに親しんでいただくこと、そして、それらがエリクソンのワークでどのように発生しているかを例示することである。

そのために、すでに世に出ている彼のワークに関するさまざまな論文を部分的に引用している。その大半は、トランスクリプトの類である。

第Ⅲ部では、第Ⅰ、Ⅱ部で特定したパターンを段階的に系統立てて提示している。第Ⅲ部の目的は、各パターンの形式的な特徴を理解していただけるようにし、そのパターンを構築する際に必要なスキルを提供することである。そうすることで、読者はエリクソンの行動パターンを手に入れ、それらを自らのワークで活用できるようになるとわたしたちは信じている。

本書を入念に読み、ある程度の時間をかけて各パターンを実験することを強くお勧めする。本書はそもそも、小説としてではなくトレーニング・マニュアルとして計画されたものである。注意深く何度も繰り返し活用することによって、ぜひとも最高の実りを手にしていただきたいと思う。

注
1. *Syntactic Structures,* Mouton & Co., The Hague, 1957, p.5『文法の構造』（邦訳：研究社出版）

目次　　　　　　　　　　　知覚パターン篇

まえがき　　　　　　　　　　　　　　　　　　　　　i
謝辞　　　　　　　　　　　　　　　　　　　　　　　iv
読者へのガイド　　　　　　　　　　　　　　　　　　v

第 I 部　　　　　　　　　　　クライエントの知覚に迫る

はじめに：エレガントなモデリング　　　　　　　　　5

model 1 ────────────────────

4タップル・モデル　　　　　　　　　　　　　14
一次体験を 4 つの記号〈VKAO〉で表わす

model 2 ────────────────────

言語　　　　　　　　　　　　　　　　　　　21
言葉を介した二次体験を「Ad」で表わす

operator 1 ────────────────────

Rオペレータ　　　　　　　　　　　　　　　24
クライエントの「表象システム」を表わす

operator 1-2

Rオペレータと4タップルを使う
クライエントの世界モデルを活かす

27

- **セッション1** 催眠に懐疑的な男性クライエントと　30
- **セッション2** あらゆる療法を試みてきた女性クライエントと　32

operator 2

Lオペレータ
クライエントの「リード・システム」を表わす

42

technique 1

アクセシング・テクニック
言葉で過去のリソースにアクセスする

56

technique 2

トランスデリベーショナル・サーチ
五感を通じて深層のリソースにアクセスする

62

operator 3

Cオペレータ　77
言葉と行為、一貫性を感じ取る

❶　一貫したクライエントとのコミュニケーション・パターン　84

❷　一貫しないクライエントとのコミュニケーション・パターン　104

summary

エリクソンから何を学ぶか　112
わたしたちの目指すもの

第Ⅱ部　　　　　　　　　　　　　　　　　　　　エリクソンのセッション記録

transcript 1

モンドとのセッション　　　　　　　　　　123
トランスクリプトⅠ①〜⑲⓪

transcript 2

ニックとのセッション　　　　　　　　　　195
トランスクリプトⅡ①〜㉒㉓

summary

ふたつのセッションを振り返る　　　　　279
トランスクリプトⅠ・Ⅱ

参考文献　　　　　　　　　　　　　　　　　　285
あとがきに代えて──読者に注意していただきたいこと　290
訳者あとがき　　　　　　　　　　　　　　　　292

第1巻　目次　　　　　　　　　　　　　　　　　　　　　　　　　言語パターン篇

まえがき
謝辞
読者へのガイド

第Ⅰ部　エリクソン催眠のパターン

はじめに：地図は土地そのものではない

preview 1
エリクソンのパターンを概観する
催眠言語の12パターン

study 1
エリクソンの〈散りばめ技法〉に学ぶ
言葉によって症状をとりのぞく

study 2
作家　オルダス・ハクスリーとの変性意識の探究に学ぶ
特別なトランス状態

第Ⅱ部　エリクソン催眠のパターンを詳しく知る

はじめに：ミルトン・モデルの誕生

step 1
ペーシングして「意識」の注意をそらし、その「意識」を利用する
モデルの基本

step 2
〈無意識〉にアクセスする
モデルの基本

summary
「意識」の注意をそらし、「無意識」の領域にアクセスする

第Ⅲ部　エリクソン催眠のパターンを使う

はじめに：ミルトン・モデルを活用する

practice 1　言語的因果モデルの構築と利用
practice 2　トランスデリベーショナル現象
practice 3　曖昧さ
practice 4　より小さい構造の包含
practice 5　意味の派生

summary
催眠言語の4つのポイント

おわりに／付録／参考文献／あとがきに代えて

ミルトン・エリクソンの催眠テクニック

本書は
深い敬意を込め
ゴースト・ロジャー・ドラセット
紫のバラ
パローヴェルディの木
異なるものの見方に
捧げる

第Ⅰ部　クライエントの知覚に迫る

はじめに
エレガントなモデリング

　わたしたち人間は、誰しも常にとてつもない量の情報にさらされている。その一部は、五感が感じ取る世界と触れあって得られるものである。今まさに進行中の体験から入ってくる情報量はあまりに膨大で、とうていすべてを意識的に感知することはできない。実際、学習や成長の大半は、体験の中に規則性やパターンを感じ取り、プログラムを創出し、無意識の行動レベルでこの世界にうまく対処していこうとする能力がたどるプロセスである。
　たとえば、あなたは今、こうしてこの文を読み、理解しているが、最初からそのためのプログラムを使いこなせたわけではない。学習を重ねて、まずは文字を覚え、次に単語を学び、ようやく句や文を認識できるようになったのである。これらの各ステップには、それぞれにふさわしい特殊な読み込みパターンが関与している。目に入ったものと、それが表わす意味とを結びつけられるようになるまでには、相当な時間と努力を要したはずだ。それなりの速さで意味をつかみながら読んでいくスキルは、もっぱら読み込みと文字認知という下位レベルのパターンをどれだけ無意識に操作できるかで決まってくる。
　人間の日常生活の大半は、おそろしく複雑なパターンの無意識的行動から成っている。わたしたちはさまざまな体験を楽しみ、おもしろい、愉快だと思う活動に取り組むことができるが、もし一定の複雑なパターンの行動を無意識に行なうようプログラムを組めなかったら、それもほとんど叶わないだろう。たとえば、呼吸の速さや深さ、筋肉の緊張、血糖値を意識的に管理しなくてはならないなどということになったら、生活はどれだけ混乱を来たすことか。
　有用なプログラムを創り出すプロセス、すなわち学習は、変化しながら進行していくプロセスである。わたしたちはこれを**モデリング**と呼ぶ。モデリングは意識レベルでも無意識レベルでも発生する。
　母語を理解し話せるようになるのは、無意識のモデリングの一例だ。読み書

きは、たいていの人にとって意識的なモデリング例だが、その学習の大部分は、無意識レベルですでに使えるようになっている下位レベルの行動パターンを配列し組織化するプロセスである。たとえば、つづりを学ぶ子供は、学習中の単語のもつイメージを心に描くよう——つまり、視覚化という戦略を使うよう——はっきり指導されるわけではないが、つづりが得意になる子供は無意識のうちにこのスキルを使っている。百メートル短距離走を練習中の若い選手は、無意識レベルですでに使える筋肉の運動パターンをいかに配列して利用するかを学んでいる。百メートルを最速のタイムで走れるかどうかは、主に、そうした無意識の運動パターンの配列パターンを無意識化できるかどうかにかかっている。

　モデリングでは、おおかたは無意識の一連のモデルが創出され、わたしたちはそれらを使って体験を系統立て、体験したさまざまな世界とうまくやっていく。すでに別の本（本書著者による『魔術の構造』、および、本書第Ⅰ巻参照）で明らかにしていることだが、わたしたちがなんらかの行動のために使うことになるモデルは、そのモデルをひな型として使うことになる体験世界とは当然異なるだろう。つまり、あるモデルが自分にとって有意義かどうかを決めるのはその有用性であり、使用目的にふさわしい有効なモデルであるかどうかである。したがって、そうしたモデルが現実を真に、正確に、そっくり映し出したものであるかどうかは、体験モデルという点で、モデリングの核心からおおいにはずれている。

　本書の目的は、催眠による効果的なコミュニケーションに役立つモデルを提供することである。どのようなモデルでもそうだが、本書でこのあと説明するモデルも不完全なものになるだろう。つまり、ミルトン・H・エリクソンのワークにもわたしたちのワークにも、本書のモデルとして取り上げていない催眠による強力なコミュニケーション・パターンがほかにもあるということだ。

　本書で説明しているパターンは、エレガンスというモデリングの一原則をわたしたちなりに理解した上で選び出したものである。あるタスクに役立つもっとも価値あるモデルは、パターンや区別の数を最低限に抑え、なおかつ、目的の遂行には充分なものである、というのがエレガンスの原則だ。したがって、本書のモデルでは、催眠による効果的なコミュニケーションに必要なパターンの数をぎりぎりまで絞っている。

エレガントなモデリング

　みなさんの多くは催眠療法家(ヒプノティスト)として、自分の行動の中に本モデルのパターンや区別が数多くあることに気づくだろう。そうしたパターンを明らかにし、それによって今以上に体系的なやりかたで自分の体験を組織化するために、本モデルをおおいに活用していただければと思う。自分の行動パターンが本モデルの中で明確に説明されていないとしても、それらを簡単に統合して、あなたなりのスタイルや技(アート)を本質的に形成することは可能である。

　いかなる学習にもいえることだが、一定期間は意識的に学び、自分自身の行動やクライエントの行動の中から本モデルのパターンに当たるものを見きわめられるようにならなくてはならない。これは変化と学習のプロセスにはあって当然のステップだが、それらのパターンはほどなく意識から抜け落ちて無意識の体系的行動パターンとなり、あなたは再び、自分のワークに取り入れて役立てられるパターンがほかにもないか、好きなだけ探ることができるようになる[1]。

　わたしたちがもっともエレガントなモデル——極小サイズのモデル——を紹介しようと決めたのは、人間のモデリングに関して、ほかにもいくつか理解していることがあるからだ。何よりもまず、わたしたち人間が五感で探るのは変化だということがある[2]。

　簡単な例を挙げよう。あなたは今、この一文を読み終えて初めて、自分の左耳の位置を意識することになる。この前の文で触れられて初めて左耳の位置を意識したという事実は、すでにわかっている人間のモデリングのパターンとまったく矛盾するところがない。第一に、本書を読むという作業中に自分の左耳の位置を意識していたとしたら、それは、読書に関するあなたのプログラムがエレガンスに欠けていることを示しているといっていい。第二に、体の他の部位から見た左耳の位置は、たぶん、ここ何年間にほとんど変わっていない。位置に変化はないのだから、探るべき変化はなく、したがって、この事実——変化のない状態が続いている体験部分が提示されなくなるプロセス——は習慣作用として、意識的に表現する必要はない。ゆえに、現在進行中の体験に関する人間のモデリングの原則と矛盾しない。

　つまり、習慣作用とは、変化のない状態が続いている体験部分を感じ取り、無意識的にそれに対応するプロセスだと捉えることができ、この作用は、その体験のいずれの不変部分にも等しく普遍的に適用される。そうした不変部分が

人間に起因することかどうかは無関係だ。たとえば、ドアを開けるプロセスを意識することがあっても、である。一般的には、ドアを開けるという動作は無意識の行動パターンであり、それの一部なりとも意識するのは、そのパターン——手を伸ばし、ノブをつかんで回すというパターン——が、無意識に予想している——ドアを開けるという——結果をもたらさなかったときのみだ。

　本書では、主として無意識レベルで行なわれる簡単な行動を〈TOTE〉と呼ぶ（G・A・ミラー他著『プランと行動の構造 Plans and the Structure of Behavior』参照）。催眠におけるTOTEモデルの利用例としては、普通に握手を交わすかと思わせて、それを中断するというのがあるが、これは触運動覚に基づくトランス誘導の第一ステップである。

　以下の引用に登場する人物にとっても、本書の読者にとっても、一般的な握手は、行動に関する無意識レベルで遂行される複雑な行動パターンである。換言すれば、握手は一TOTEという地位を得ているということになる。握手はひとつの行動ユニットであるため、このユニットが中断されると、わたしたちは次の行動ステップを意識しないまま一時的に中断状態になる。自分のTOTEを中断されて、一時的にプログラムのない状態が生じるため、ヒプノティストは次のステップを暗示し、この中断をトランス誘導として有効に利用するのである。

　わたしたちの経験では、TOTEの中断によって生じたトランス状態はたいてい深く、さまざまな深いトランス現象が楽々と顕在化する。さらに、中断が発生した正確な位置にクライエントを慎重にもどし、TOTEの残り部分を行なえば、クライエントが普通でない何かが起きていたことを意識的に述べることはない。つまり、行動に関する無意識レベルで一行動ユニットとして地位を得ているパターンが中断されても、そのパターンとの整合性が取れているのであれば、中断中にいかなる体験が発生しようとも、覚醒直後にそうした体験を意識的に思い出すよう意図的な指示が与えられないかぎり、クライエントがそれを意識的に述べることはないのである。

> エリクソンの論文より
>
> 　これまで述べたことはすべて、混乱技法がきわめて複雑で長い時間の

かかるものであることを示している。ひととおり最後までやり通し、その原理を説明するのは確かに長く辛い作業ではあるが、誰でも、一度ならずやり遂げて基本的なプロセスを明確に理解するようになれば、望ましくない状況下でさえ、すばやく楽にトランスを誘導できるようになるだろう。

これを例証するには、自然発生的な実験例と臨床例双方が報告されなければならない。初めてそれが実現したのは、ある医師会で講演をしたときのことだった。出席していた医師のひとりが催眠の学習にいたく興味をもち、熱心に講演に耳を傾けていたが、その医師は講演に先立つ懇親会で、同僚のほとんどに対して敵意のこもった攻撃的な態度を繰り返し見せていた。彼は著者に紹介されると、骨を砕かんばかりの力で握手をするので、著者はそのあおりでバランスを崩しそうになったほどだ（医師は著者より少なくとも15センチ以上長身で、30キロ以上は体重があった）。そして、医師はなんの前置きもなく、「わたしを催眠にかけようとするような愚か者がいるならお目にかかり」たいものだと突っかかるようにいい放った。

やがてデモンストレーションを行なう段になり、ボランティアを募ると、その医師が大股で近づいて来て、太い声を轟かせた。「では、あなたにはわたしを催眠にかけられないってところを、皆さんにご覧いただきましょう」

医師が舞台に上がると、著者はゆっくり椅子から立ち上がり、握手で彼を迎えようとするかに見えた。医師は再びバカ力で握手しようと手を延ばした。——と、著者は前かがみになって自分の靴紐をゆっくり入念に結び始めたため、医師は腕を差し出したまま、なすすべもなく立ち往生した。彼はこの場にまったくそぐわない著者の行動に不意を突かれ、困惑し、混乱し、どうしたらいいのかすっかりわからなくなり、自分に向けられるその状況にふさわしい最初のわかりやすいコミュニケーションに対して、完全に無防備になった。

著者は両方の靴紐を結び終わると、「では、ひとつ深呼吸をして、その椅子に座り、目を閉じたら、トランスに深く入りましょう」といった。被験者はハッと驚いた表情を見せたあと、すぐにいった。「なんと、こ

れは参った！　でも、どうやったんです？　どうやっているのかわかるように、もう一度やってください」

　この医師には従来のテクニックをいくつか紹介し、その中からひとつを選んでもらった。彼は、一番おもしろそうだといって腕を浮揚させる方法を選び、著者は被験者にも聴衆にも役立つように、この方法をゆっくり使って別の夢遊性トランスを発生させた。

　医師はあの状況における被験者として、自分の行動パターンを充分に実践し、かつ、主に聴衆にとって興味深い反応行動を顕在化させるという難しい状況を非常にうまく披露した。医師はたしかに反応行動にも関心をもっていたが、彼の最大の個人的関心は、それとは真っ向から対立するものだった。つまり、著者に徒労感を味わわせたいと思っていたのである。しかし、これすらも、催眠が有効な現象であることを暗黙のうちに了解しているということだった。

　何が起きたのか。さほど込み入った話ではない。男性はあることをしようと固く心に決めて演壇に近づいた。著者は握手で挨拶すると見せかけて立ち上がるが、そのままかがみ込んで靴紐を結び始めたため、男性は手を差し伸べたまま何もできずに立ちつくす。いざことをしようとしたそのときにいきなりそれを遮られ、まったく場違いの著者の行動にびっくりしたこともあって、何をしたらよいのかすっかりわからなくなる。その結果、何をすべきかについて、その場に合ったわかりやすい提案があれば、すぐにも受け入れる体勢ができ上がり、著者が静かな口調で簡単な指示を出すと、ほっとして反応したのである。さらに、当然ながら、催眠に対する男性の基本姿勢も、何が起きたのかに気づいてすぐ発した要求の中にはっきり現れていた。

ミルトン・H・エリクソン著、ヘイリー編『催眠』*Hypnosis* より「混乱技法」(1967, pp.153-154)

　わたしたちは人間が行なうモデリングに関する自分たちの理解に基づいて、極小サイズのモデルを紹介することにしたわけだが、わたしたちが理解しているパターンには、人間が五感で探るのは変化であるということ以外にも、意識

という現象は限られたものだという事実がある。すなわち、人間が短期に意識できる情報のかたまり(チャンク)は少数に限定されているということである。

　ジョージ・A・ミラーは今や古典となった『魔法の数　7 ± 2』と呼ばれる論文（1956）の中で、意識の限界に関する概要を慎重に発表している。実質的には、研究の結果、人間は「7 ± 2」、すなわち、5ないし9チャンクの情報を意識することができるという結論に達している。ミラーの論文の含意できわめて興味深いのは、チャンクのサイズは定まっていないとする点であり、これはつまり、「7 ± 2」という限界が適応されるのは情報のビット数[3]ではなく、情報のチャンク数だということだ。であれば、意識的体験を体系化しているコードを慎重に選択すれば、意識して思い描ける情報量は大幅にふやすことができる。

　ミラーはチャンクとは何かについて、巧みに断定を避けている。仮に**チャンク**という用語が、無意識的TOTEの地位にいまだ達していない行動パターンという概念を表わすものだとするなら、学習というプロセスにおける意識の働きとチャンク化との相互作用が有用になる。

　体験の中にパターンを認め、それに対して体系的に反応するようになるにつれ、わたしたちはそれまで意識レベルで対処しなくてはならなかった体験の多くを無意識化できるようになる。意識領域にあるチャンクは、いまだ無意識化できていない体験のパターン、もしくは、規則性である。したがって、ある課題学習の初期段階におけるチャンクのサイズはかなり小さく、体験に包含されているパターンや規則性は比較的簡単なものである。こうしたサイズのチャンクがTOTEの地位に達して、それと共に無意識化されると、意識は自由に、さまざまなTOTEを構成要素として配列し組織化したもっと大きなパターンに注目したり、他の表象システムや他の体験領域におけるパターン形成(パターニング)に対応したりするようになる〔訳註「表象システム」は、「表象体系」「表出体系」「代表システム」等とも訳されている〕。

　あなた自身の体験を例に取って考えてみよう。かつて自転車の乗り方を習った経験があるなら、それが最初どれだけ複雑だったか思い出していただきたい。初めて自転車にまたがったときはたいへんだったはずだ。バランスを取ることを考え、ペダルを踏んで上下させ、ハンドルを操り、その切り方に注意を払うことも考えなくてはならない。とうていひとりでなんとかできることではない

から、たぶん父親なり友達なりに自転車の後部を支えてもらい、あなたはとにかくハンドルとペダルの操作にだけ意識を集中すればいいという状態だったのではないか。幸いにも三輪車のおかげでペダル操作についてはすでに無意識のプログラムがあるという場合は、ハンドル操作とペダル操作との調整を習得するだけでよかったかもしれない。

　こうしたスキルが練習によって自分のものになると、いずれもごく自然にできるようになる。そして、たぶんあなたが見ていない隙に父親は自転車から手を離し、あなたの後ろをただ走るだけになる。そのときあなたはひとりで走りながら、ハンドルとペダルの操作とバランスの取り方との調整を学んでいたのである。

　やがて自転車の運転がしっかりプログラミングされると、その作業はすべて意識から脱落し、周囲の風景や連れ立って走っている相手とのおしゃべりを心おきなく楽しむようになる。自転車に乗るようになってどれほど月日が経とうとも、このプログラムが消えることはなく、自転車にまたがるやすぐにそのプログラムが作動するおかげで、あなたはこの複雑なステップについて一瞬たりとも考えることなく何度でも自転車を走らせることができる。ステップはすべて無意識レベルでチャンクとなり配列されているので、自由にサイクリングを楽しめるのだ。もしそれらが意識領域にあるものなら、休む間もなくペダルやハンドルの操作、バランスの取り方を考えつづけなくてはならないため、意識はひどく混乱し、あなたは転倒するか何かに突っ込むかするだろう。

　自転車の乗り方のような行動パターンを無意識のプログラムとして身につけることは、人間として日々の煩雑な諸事をこなしていくために、有用かつ不可欠である。ぜひともこのことを学習プログラムのひとつとして明確にしておくよう、提案したいと思う。

　たとえば、今あなたはあるコミュニケーション・パターンを学習できる本を読んでいる。それらのパターンを完璧に身につけようと思うなら、これから紹介するパターンを一日にふたつずつ選び、その日は終日そのパターンを見きわめ、活用して過ごしてみよう。それが意識から脱落してもなお体系的に活用できるようになるまで、徹底的に練習するのである。そうすることによって、意識は自由に次の段階に進み、さらに多くのパターンを学ぶことができる。

　要するに、本書の各パターンついて、TOTEを創り上げるのである。その

ようにして、催眠とコミュニケーション双方の体験を再コード化するのである。そうすれば、あなたはかつて自転車に乗れるようになったときのように簡単に、コミュニケーションに関わる者／ヒプノティストとして活動できるようになるだろう。

　チャンクとTOTEの関係性をこのように理解すると、モデリングの原則のいくつかをわたしたちのモデルの紹介に適用できるようになる。たとえば、効果的な学習が行なわれるためには、本書で取り上げるチャンク、すなわち意識的なパターンは、TOTEの創出プロセスをうまく再コード化できるよう──つまり、催眠による効果的なコミュニケーション・パターンをうまく無意識化できるよう──同じサイズにしなくてはならない。さらに、わたしたちのモデルでは、いかなるレベルのチャンク化においても、パターンを魔法の数以内に抑えることも試みている。

model 1

4タップル・モデル
一次体験を4つの記号〈VKAO〉で表わす

　モデルに導入する最初の概念は、四要素から成る集合「4タップル(フォー)」である。これを使えば、以下のとおり、体験を目で見てわかるように表わすことができる。

$$\langle V、K、A_t、O \rangle^i$$

　V、K、A_t、O はそれぞれ以下の頭文字を取ったものであり、V は「視覚」が、K は「触運動覚」が、A_t は音の特性を捉える「トナル聴覚」が、O は「嗅覚」が働いた体験、i は「体験者」を表わす指標である。

4タップルの標準フォーム
$$\langle V、K、A_t、O \rangle$$

V　=　visual
K　=　kinesthetic
A_t　=　auditory tonal
O　=　olfactory

4タプルを使うと、いつ何時の体験であれ、目で見てわかる形にすることができる。催眠を使った効果的なコミュニケーションをモデル化するために、ある時点における一次体験を、視覚、触運動覚、トナル聴覚、嗅覚の体験を描写することによって、充分に表現できるのである。理解しやすいように具体例を挙げよう。今あなたが静かな場所で、座り心地のいい椅子に腰を下ろし、ひとり本書を読んでいるとするなら、その体験は4タプルを使って以下のように表現することができる。

読者の体験を表わす4タプルの例

$$\langle \text{本に印刷された文字、部屋の照明パターン……}, \quad \text{椅子の座り心地、部屋の温度……}, \quad \phi, \quad \text{部屋のにおい、空気のすがすがしさ……} \rangle_i$$

上記の「i」は「あなた」を表わす指標で、ϕは、そのモードでの体験がないことを表わしている。

　つまり、**読書中のあなたの今の体験を、目から入る文字情報、体が感じている感覚、鼻が嗅ぎ取った感覚を描写することで表現しているのである**。外界から耳に入るものはない場所にいるという想定なので、A_t（トナル聴覚）の項は空集合（ϕ）となっている。V、K、Oの項には、今あなたに作用している外界からの入力状況が具体的に挙げてある。上記の例で気づいていただきたいのは、現在の体験を表わす4タプルを具体的に記すに当たって、外界の要因が本人に及んで発生した体験だけを描くようにしている点だ。もちろん、4タプルは、体験の全体像——すなわち、外界の要因が本人に及んで発生したかどうかを問わない現在進行中の体験——を描くのに使うこともできる。

　ワークをしていて気づくことだが、4タプルに描かれた体験各部の出所を特定する作業はたいへん有用である。つまり、体験のいずれの部分が本人にとっての外界に端を発していて、いずれの部分が本人の内的プロセスによって生じているのかを見分けるのである。この区別を簡単に表示するには、4タプルの各要素に上付き文字として、**内的に生じたものには「i」を、外的に生じたものには「e」を添える**だけでいい。したがって、このとき本を読みながら内的対話を行なっていると想定し、4タプルの各要素に内的・外的の区別を

示すものとして上付き文字を添えると、先ほどの例は以下のようになる。

⟨ 本に印刷された^{e}文字、部屋の照明の種類……　椅子の座り心^{e}地、部屋の温度……　聴覚が感じる^{i}内的対話のテンポや口調の特徴……　部屋のにおい、^{e}空気のすがすがしさ…… ⟩^{i}

　モデル内のいかなる区別もそうだが、内的に生じた体験と外的に生じた体験とを上付き文字で区別するのは、その体験を使って行なうタスクに役立つときのみである。
　上付き文字で区別することによって、**幻視や内面の投影として生じた体験と、外界の要因によって生じた体験とを見分ける方法**として4タップルを使える点にも注目していただきたい。エリクソンはしばしば、通常の覚醒状態とトランス状態（特に、深いトランス状態）との違いを、**限られたものに注意の焦点を絞っている**という表現を使って論じている。

　……外的要因とそれらに対するクライエントの反応があまりに強調されすぎている。本来、外界との関係よりもクライエントの精神内部の行動に重きを置くべきである。道具は、せいぜい二次的な補助手段にしかならず、道具によって生じたにしても、それによって展開したものでないクライエントの行動を活用するためには、できるだけ早い時期に放棄すべきである。……現実の道具ではなく心象を使えば、クライエントは本質と離れた外界への順応によって妨げられることなく、自分のもつ実際の能力を活用できるようになる。
　……深いトランスに入っているクライエントは、意識が通常反応している力から自由になり、無意識の理解と一致した動きをする。そのときの催眠状況には、無意識にとっての現実が存在する。その現実に応じて行動するのである。その現実は概念や記憶、直感によって構成されている。深いトランスにあるとは、そういうことだ。実際にクライエントを取り巻く外的環境は、そのときの催眠状況で利用される場合にのみ直接的な価値をもつ。
　ミルトン・H・エリクソン著、ヘイリー編『深いトランスとその誘導』

(*Deep Trance and Its Induction*, 1967, p.11)

　通常の覚醒状態にあるとき、たいていの人は、外的な刺激によって生じた体験、あるいは、内的な刺激によって生じた体験にたえず注意を引きつけられている。その注意の焦点は、常に変化している。したがって、深いトランスへの移行プロセスを理解するには、たとえば、限られた数の一定の刺激に集中しつづければいい（バイオフィードバックのループの確立に関する一般的な記述）。内的に発生した刺激は一般的に――ヒプノティストの助けがあれば――外的刺激よりもクライエントがコントロールしやすいので、ヒプノティストはもっぱら内的刺激への注意を高めさせることによって、クライエントが深いトランスに入るのを効果的に手助けすることができる。

　上付きの「e」「i」を使えば、クライエントが一般的なトランス誘導によって、外的要因に端を発する体験から内的に発生した体験へと注意を移行していく様子を、たとえば以下のように書き表わすことができる。

$$\langle V^e、K^e、A_t^e、O^e \rangle \longrightarrow \langle V^i、K^i、A_t^e、O^e \rangle \longrightarrow \langle V^i、K^i、A_t^i、O^i \rangle$$

　中間の4タップルは部分的なトランス状態を示すもので、視覚と触運動覚は内的に発生したイメージと感覚に注目して、外的に発生したものを排除しているが、トナル聴覚と嗅覚は、依然として外界に端を発するもの――たとえば、ヒプノティストの声の調子やテンポの特徴――に注目しつづけていることを表わしている。

　催眠を熱心に学び、外界を動き回っているときにも感覚を繊細に見分けるための訓練を怠らないでいると、人びととの日常的な触れ合いの中で、見たり、聞いたり、感じ取ったりする数多くの反応が、催眠のトランス状態として公式に認められているものによくある無意識の反応やコミュニケーションであることに気づくだろう。たとえば、初対面の人に会ったとき、誰しも過去の体験に基づいて、今まさに体験していることを理解しようとする。相手の声の調子の特徴や姿勢、しぐさ、歌うような口調から別人を思い浮かべ、気がつけば、その別人にふさわしいと思う態度で初対面の相手に接しているというようなこともあろう。このような場合、初対面の相手に関する4タップルは、内的に生じ

た体験と外的に生じた体験とが交錯したものになる。そうした体験は、平生は意識していない意味にコミュニケーションの処理能力があることを示している。

　たいていの人にいえることだが、対人関係の問題の多くは、内的に生じた体験と外的に生じた体験とのこうした無意識の交錯が原因となっている。あるビジネスマンが、上司とよく似た歩き方をする衣料品店の店員が自分に気を遣わないといって激昂するのも、ある女性が、父親とよく似た声の男性の近くにいると、気持ちが萎えてどうしようもなくなってしまうのも、多少の誇張はあるにせよ、内的に生じた体験と外的に生じた体験とを区別しないで交錯させている例である。

　有能なコミュニケーター／ヒプノティストとして理解しておくべきことは、どのようなコミュニケーションの状況で反応しているときであれ、その反応の一部は現在進行中のコミュニケーションに対するものであり、また、一部はどこか別の時空座標とより密接に結びついたTOTEであるという点だ。たとえば、わたしたちの多くは子供のころ、親が自分のことを怒っていれば、言葉で叱られる以前に、表情や眉の上がり方、手ぶりでそれに気づくようになり、子供なりにそれらに反応した。そうした反応は、幼児期においては有用な対処法であった。しかし、こうしたプログラムは自転車の乗り方同様、もっと年齢を重ねたのちにも有効であったし、実際作動もしていた。

　わたしたちはコミュニケーター／ヒプノティストとして、こうした無意識のTOTEに鋭敏でなくてはならない。それらは、方向性のあるやりかたで利用すれば強みとなるが、そうでなければ、頑固な抵抗の土台ともなりうる。コミュニケーター／ヒプノティストとして、どの反応が創造的な反応なのか、どの反応が無意識に行なわれているTOTEなのか、他のなんらかの時空で活かしたほうがいいのはどの反応なのかに気づかなくてはならない。

　例を挙げよう。あるとき、若い女性が助けを求めてわたしたちのところにやって来た。すぐに気づいたのは、わたしたちのどちらかが眉を上げると、女性がすぐさま謝り始め、自分はうまく指示に従えなかった、トランスに入れるほど頭が良くないのかもしれないと話すことだった。また、こちらが満足げに微笑むと、自信をもち、進んで協力しようとすることにも気づいた。23歳のこの女性は、最初の状況では、ティーンエイジャーのような声質で自分の失敗を語り、ふたつめの状況では、5歳の子供かと思うような話し方をした。

トランス誘導とは、限られたものに注意の焦点を絞っている状態の中で行なう、外的な体験から内的な体験への移行であるため、わたしたちはふたりとも満足げな微笑みを浮かべ、子供っぽい声で彼女に語りかけた。そして、わたしたちの片方が彼女に「プリンセス」と呼びかけ始めると、彼女は完全に年齢退行したクライエントになった。なんといっても、**5歳の子供を催眠状態に導くのはたやすい。**

　観察力の鋭い催眠のプラクティショナーなら、人間の行動には、内的に生じた体験と外的に生じた体験との交錯に基づいた、意識的なコミュニケーション反応と無意識的なコミュニケーション反応とが魅惑的に入り交じっていることを認識できるようになるだろう。

　これは当然ながら、4タップルで用いる次の区別につながっていく。つまり、時空座標の区別である。内的な体験が生じている場合、その体験は必ず、それ以前の4タップルのいくつかのまとまりを基盤としているが、各タップルには、現在の時空座標とは異なる時空座標がある。たとえば、あなたがヒプノティストとして、楽しかった子供時代の体験を思い出すようクライエントに指示するのは、いずれの時空座標の体験を内的に発生させてほしいかをおおまかに指示していることになる。この区別を4タップルで表わすと、以下のようになる。

$$A_d \;\; \langle K^i_{t/p} \;\; V^i_{t/p} \;\; A^i_{t/p} \;\; O^i_{t/p} \rangle$$

　下付きのt/pは、その人が基準構造として使っている体験の時（time）と場所（place）を示すもので、内的な体験はこの基準構造から生じている。

　内的／外的に生じた体験と時空座標の区別[4]は、変化を主眼とする心理療法の技法が用いられるとき、すなわち、クライエントがセラピストの手を借りて、望みどおりの選択を妨げている根源的体験を過去から掘り起こそうとするとき、とりわけ役に立つ。

　これまで光栄にも多くの方々を指導する機会に恵まれ、そうした方々には、きわめて強力な知識として、内的／外的に生じた体験から自然に生じるコミュニケーションのためのモデルと時空座標の区別——本章で論じたもの——とを提供してきた。わたしたちは各々コミュニケーターとして、接した人びとが差

し出す非言語のメッセージやアナログ・メッセージを感じ取り、受け入れ、それらに創造的に対応することの力と重要性を理解している。クライエントとのワークでは、非言語的コミュニケーションの重要性はどれだけ強調してもし足りない。通常、クライエントの示す非言語的メッセージがコミュニケーションの土台を形成し、それが結果として、浸透力のある優美な変化をもたらすのである。

　そうしたメッセージを感じ取り、受け入れ、それらに創造的に対応するスキルを高めるために、わたしたちはアップタイム戦略と呼ぶ特殊なコミュニケーション法を開発した。人間の意識には限度がある（ミラーのいう「7 ± 2チャンク」）。他者とのコミュニケーションにおいて、自分の過去の一部――異なる時空座標から内的に発生させた体験――を意識しようとすれば、相手との感覚的接触の一部を失うことになる。クライエントとコミュニケーションを取っているときに感覚的接触の一部を失えば、相手から（通常、無意識のコミュニケーション・レベルで）差し出されつづける非言語メッセージを感じ取ることはできないだろう。わたしたちは自らの体験から、そうしたメッセージこそが土台となり、クライエントの深くて迅速な変化を促すのだと理解している。

　アップタイム戦略とは、簡単にいえば、感覚的体験に関して意識を総動員するようなやりかたでコミュニケーションを体系化することだ。換言すれば、アップタイム戦略を使用中のコミュニケーターは、上付き文字がすべて「e」となった現在進行中の4タップルを有しているということである[5]。

言語
言葉を介した二次体験を「Ad」で表わす

　モデルに導入する次の区別は、言語に関するものである。具体的には、言語表現と、それが描き出す体験との関係を説明する。

$$A_d \langle V、K、A_t、O \rangle$$

A_d はデジタル聴覚（auditory digital）で、言語を表わしている。

　わたしたちはこの関係を、〈**等価の複合観念**〉と呼んでいる。等価の複合観念とは、いい換えれば、言語表現とその言語表現が描き出す4タップル——言葉とそれが描写する体験——との関係である。
　たとえば、催眠の実験的ワークでは、ヒプノティストが「深いトランス」と名詞化されたもの——さらにいえば、「トランス」と呼ばれる状況——について、その等価の複合観念を把握して初めて、体験の深さは深まり、速度は速まる。クライエントがトランスに入った状態をどういうものだと考えているかを4タップルで表わせば、ヒプノティストはどのような暗示を与えたらいいのかを知ることができるようになり、**トランス**という言葉に関する誤解を解けるようにもなる。クライエントの中には、「どうなれば、あなたは自分がトランスに入ったとわかりますか？」という質問に対して、内的対話がまったくなくな

ると思うと答える者がいる。また、イメージが何も思い浮かばなくなると思うと答える者もいれば、ただもうすっかりリラックスした状態になるだろうと答える者もいる。ヒプノティストは、完全な等価の複合観念を（4タップルをすべて考慮して）引き出す作業をすることで、トランス体験とみなされる体験をどのように創出したらよいかを理解できるようになる。クライエントは、そのヒプノティストに助けられて、自分は優れた催眠の被術者だと自信をもてるようになる。

具体例として、「火事」という言葉からアクセスできる4タップルを考えてみよう。

火事
⟨炎が揺れている光景、煙が立ち上っている光景、……　　熱いという感覚、煙でむせる感覚、……　　パチパチと火がはぜる音や物が燃える音、……　　煙のにおいと物が燃えるにおい、……⟩

「火事」という言語表現に相当する4タップル特有の変項値は、この文化では個人による差異がほとんどない。したがって、「火事」という言葉とその4タップルの等価の複合観念は、広く合意の得られるものである。このように一貫した一致が広範囲にわたっている場合、言語はコミュニケーションの道具として有効になる。

しかし、「火事」の場合とは異なり、ある言葉やフレーズに関して人間がアクセスする4タップルは、もっと大きく一貫性を欠いたものである。たとえば、「愛」、「正義」、「平等」などといった言葉のもつ4タップルの変項値が、どれだけ多様かを想像してみるといい。こうした言葉──すべて名詞化されたもの──は、それらのアクセスする4タップルが多様でありすぎるため、例外とみなされるどころか、誤解が生じるのが常である。

わたしたちが子供時代に行なった言語学習の大半は、自分の体験を表わすさまざまな4タップルの音韻論的配列（学んだ言語の中の音）を特定することであった。4タップルに音を割り当てるというこの作業は、ひとつの言語システムが人びとの体験に（まったく無意識の行動レベルで）影響を与える方法として、

あまねく普及しているもののひとつである。言語は、わたしたちが体験した全4タップルから特定の4タップル、あるいは複数のそれらからなるまとまりを選び出し、それに名称を与えることによって、その言語の使い手が体験を体系化する上で重要だと考えているパターンを特定する手助けをし、同時にまた、いまだ言語表現にコード化されていない4タップルから関心をそらしてもいる[6]。

わたしたちは体験の言語的な部分を、4タップルの基本的変項とは別個のオペレータとして、目で見てわかる形に表わすことにした。ここでそのようにしたのには、いくつか根拠がある。第一に、言語は、体験に関するひとつの特別な論理レベルにあるということだ。4タップルのどの部分も、言語に翻訳することが可能だが、その逆はできない。具体的にいえば、デジタル・システムである言語システムは否定や時制を表現することができるが、アナログ・システムのコミュニケーションにはそれができない（考察にはBateson、1972参照）。これは地図と土地の違いである。第二に、人間が言語システムを獲得するのは、視覚や触運動覚、トナル聴覚、嗅覚を使って世界を体験する力をつけたあとだということである。催眠で体験を体系化する際にこうした区別をつけることが有用であるからには、当然ながら、モデルでそれを表現することは正当であろう。

セラピストとしてのわたしたちを訪れるクライエントの大半は、そもそも土地（体験）を表わす地図（言語）を取り違えているからこそ、わたしたちを訪ねてくるのであって、この区別は少なくともここで役立っている。クライエントは、自分に欠けている言葉をヒプノティストに求める。彼らは概して、自分に必要な体験をずっと言葉にできないでいたために、自分が何を望んでいるのか、それを理解するためのリソースが自分にあるのかどうか、まったくわかっていない。クライエントの中には、訪ねて来て、もっと自信をつけたいのだと明言する者もいる。自信は、そのクライエントが望んでいるなんらかの体験の言語的表象である。その言語描写と体験とをつなぎ直さないことには、セラピストにはその体験が正確にどういうものかを知る術がない。自信は、あるクライエントにとっては体が捉える特別な感覚だろうし、別のクライエントにとっては自分自身に関する一定の（内的）イメージであり、さらに別のクライエントにとっては、また別のものであろう[7]。

R オペレータ
クライエントの「表象システム」を表わす

　ジョージ・A・ミラーが行なった研究は、催眠を行なっているヒプノティストにも、普通に日常生活を送っている人びとにも同等に当てはまる。いい換えると、意識に上らせないまま感じていること、意識に上らせないまま外界からのインプットとして受け取っていることがたくさんあるということだ。たとえば、読者はたぶん、先に挙げた４タップルの説明を読んで初めて、椅子の座り心地や部屋の温度などを意識したのではないだろうか。わたしたちがここでいいたいのは、意識的に感覚に注目するプロセス——人間の体験のうち、意識と呼ばれるもの——は、人間が感じ取っていることのほんの一部にすぎないということである。意識に上らせているものと、ひとつの有機体として感じ取っているものとの区別は、以下のように４タップルに働くオペレータを定義することによって、さまざまに役立つ形で表現することができる。

$$R \langle V, K, A_t, O \rangle \longrightarrow \langle V、\phi、\phi、\phi \rangle$$

　これを言葉に直せば、その有機体の体験全体を表わす４タップルにそのオペレータが働くと、その有機体が意識に上らせている体験部分が明らかになる、となる。そのようにして明らかになるのは、本書第Ⅰ巻で「クライエントがも

っとも高く評価している表象システム」として言及されているものであることに、読者は気づくだろう。したがって、上記の例は、体験全体の視覚要素のみに注目している人——主として目で見たものに通常注目する人——を表わしている。もっとも高く評価している表象システムが触運動覚だという人にRオペレータが働けば、以下のように先の例とは異なるものになる。

$$R \langle V, K, A_t, O \rangle \longrightarrow \langle \phi, K, \phi, \phi \rangle$$

このオペレータを使うと、もっとも高く評価されている表象システムの概念が明らかになる。すなわち、ある人がもっとも高く評価している表象システムは、その人の体験全体を表わす4タップルにRオペレータが働いた結果ϕとならなかった変項だということだ。その変項値が、当人にとっての外界に端を発したものなのか、内的プロセスの結果生じたものなのかは、これとは無関係であることにご注意いただきたい。一般的には、ある人がもっとも高く評価している表象システムは、その人が気づいている外界部分と符合する。これを知っておくことは、催眠におけるクライエントとの効果的なコミュニケーションの取り方を理解する上で、きわめて重要である。

Rオペレータは、4タップルに利用するだけでなく、A_d（デジタル聴覚、すなわち、言語表現）と、それに結びついた4タップルにも利用することができる。たとえば、以下の表現にRオペレータを適用することも可能である。

R〈火事

$\langle$ 炎が揺れている光景、煙が立ち上っている光景、…… 　熱いという感覚、煙でむせる感覚、…… 　パチパチと火がはぜる音や物が燃える音、…… 　煙のにおいと物が燃えるにおい、…… $\rangle$

これは、たとえば、「火事だ」という叫び声に気づいた人の意識的な体験の状況を描いている。つまり、Rオペレータは、4タップルに直接適用することもできれば、等価の複合観念と呼ばれるパターンを表わしたもの——すなわち、言語表現と、それに結びついた4タップル[8]——に適用することもできるので

ある。

　これまでに紹介した4タプル・モデルを復習しておこう。その主たる目的は、ツールを提供することによって、ヒプノティストが催眠における熟練の度合いを深め、かつ、作業のなめらかさを高めるようなやりかたで、自らの経験とテクニックを体系化できるようにすることである。4タプルには、基本的に次の要因がある。つまり、いずれの時点で発生した体験にも——意識には上っていないが——ある時空座標に端を発する、少なくともいくらかは視覚的で（内的であれ外的であれ）、いくらかは触運動覚的で（内的であれ外的であれ）、いくらかはトナル聴覚的で（内的であれ外的であれ）、いくらかは嗅覚的な（内的であれ外的であれ）要因があるということだ。いずれかの時点で結合してひとつの4タプルとなったこれらの要因には、それぞれデジタル聴覚（言語）による表現を割り当てることができる。

　A_d は、いかなる4タプルの名称にもなるオペレータである。Rオペレータも応用が利くものであり、これは、クライエントが気づいている4タプルの一部分を表わすものである。Rオペレータは本質的に、いかなるクライエントのいかなる時点における意識であれ、それがどういうものかを描き出す。次は、いよいよこのモデルを催眠に役立つ実用的なツールに仕立てよう。

R オペレータと 4 タップルを使う
クライエントの世界モデルを活かす

　本書第Ⅰ巻では、**ペーシングとリード**という用語を使って催眠誘導のプロセスを説明している。催眠とコミュニケーションを深く研究している人たちには、このプロセスを 4 タップルに働く R オペレータの観点から理解することの有用性をわかっていただけるだろう。そこで、まず、ペーシングの概念から論じようと思う。
　〈ペーシング〉は本質的に、**ヒプノティストがクライエントと連絡を取るためのプロセス**であり、第Ⅰ巻ではそれを、ヒプノティストがクライエントの世界モデルを使ってそのクライエントと出会うプロセスだと説明している。あからさまに行なうペーシングでは、ヒプノティストは通常、そのときクライエントに生じている体験の一部を、それにマッチする言葉にして聞かせる。こっそり行なうペーシングはきわめて強力な誘導テクニックであり、これについてはのちほど、一貫性を欠くクライエント——いわゆる「抵抗するクライエント」——との有効なコミュニケーションの項で考察する。
　言葉を使って行なう従来の儀式的な催眠誘導では、ヒプノティストは暗示として、そのときクライエントに生じている体験の一部を言葉にして聞かせる。クライエントはヒプノティストの言葉を聞きながら自分の体験をチェックし、実際、ヒプノティストの言葉が今自分に生じている体験を正確に語っているか

どうかを判断する。正確だと確認され、いったんこのバイオフィードバックのループができあがると、ヒプノティストは言葉にする内容を、ペーシング用のものからリード用のものにリンクさせ、目的に合った意識状態にクライエントを変えるべくクライエントをリードしていく（リンクのテクニックについては、第Ⅰ巻の13-18頁、156-174頁、240-247頁参照）。

　こうした催眠誘導のより優雅な側面は、その多くを、4タップルに働くRオペレータの観点から理解することができる。ヒプノティストは、クライエントが具体的に体験のどの部分にアクセスしているのかに気づくことができれば、どういう言葉を使ったペーシングがその時点のクライエントにとって即効性があるかを正確に知ることができる。たとえば、クライエントが以下のようなフレーズを含む発言をしたとしよう。

　　得るところ大と**感じ**……
　　接触したいと思うのは……
　　あなたは**心の温かい**人で……
　　鈍感で**無神経**な人が多すぎて……

　この場合、クライエントが意識の中でもっとも注目しているのは体験の触運動覚部分であることにヒプノティストは気づく。そこで、誘導は、触運動覚の表象システムを前提とする暗示を与えて始まる。クライエントは体験の触運動覚部分にアクセスしているため、ヒプノティストの言葉が自分の現在の体験を正確に表わしているとすぐさま確認する。ヒプノティストは4タップルに働くRオペレータの観点から、クライエントの体験が以下のよう表わせると了解している。

$$R\ (A_d\ \langle K,\ V,\ A_t,\ O \rangle) \longrightarrow K$$

　したがってヒプノティストは、このクライエントとの間に有効なペーシングを確立するために、触運動覚の叙述語を活かした言い回しを選択する。ここで、この表象システムを見わけられず、内的な視覚的イメージの展開を促すような暗示をクライエントに与えてしまうと、ヒプノティストはしばしば、混乱した

クライエント、しかも、ひょっとしたら抵抗するクライエントと対峙することになる。表象システムを一度見きわめてしまえば、そのような間違ったコミュニケーションは簡単に無理なく回避できる。

　最初の段階がこのように展開すれば、すなわち、クライエントの世界モデルを使ってクライエントと向き合うことができれば——催眠を目的とするしないにかかわらず、首尾よく進むコミュニケーションすべてに共通することだが——ヒプノティストは間違いなくクライエントと充分に波長が合った状態になっている。いったんこのバイオフィードバック・ループが確立すると、ヒプノティストは自分の創造性をいくらか発揮することができる。すでに述べたように、わたしたちは何かを体験しているとき、その時点で主に働く表象システムを選択しているが、この表象システムに限っていっても、狭い意識領域の外側で得られる体験が無数にある。クライエントの表象システムから逸脱することなく、しかし、通常の気づきの外側にペーシングの言葉を与えつづけることによって、ヒプノティストはクライエントを新たな体験へと優雅に導くことができるのである。

　表象システムの見きわめに基づいたこうしたペーシングの好例が、エリクソンの優れた論文『続・催眠技法——利用技法 *Further Techniques of Hypnosis-Utilization Techniques*』にいくつか紹介されている。それらを読むと、進行中の体験世界のどの部分が使えるかについて、エリクソンがクライエントの提示する情報を捉え、表象システムの情報を利用して、クライエントの注意をその表象システムの範囲内でありながら、そのときの意識の外側に向けているようすがよくわかる。引用した二例の中で、進行中の体験の視覚次元が連絡に適した表象システムだと気づいたエリクソンは、すぐにそれを利用し、そのシステムを使ったペーシングを行なっている。

エリクソンの論文より

　通常の誘導テクニックに反応せず、抵抗を示す患者がいる。心理療法を受けにくる患者に多いが、一般的な医療や歯科治療の現場でも見られ、しばしば催眠の合わない患者だと考えられている。しかし、そうした患者は、実際にはすぐにも敏感に催眠に反応する。

彼らは、自分の反抗的な行動や矛盾した行動に対して、暗示を与えようとしている側が先に対応して初めて、暗示された行動を進んで受け入れようとする。そうしてもらうまでは、体調や不安、自分自身の行動への強い関心や没入、懸念などの理由から、能動的あるいは受動的に協力して効果的にそれを変えていいという気持ちになれないのである。

こうした患者の特殊な要求をきわめてよく満たしてくれる方法がある。それは、〈利用技法〉と呼んでいいかもしれない。この技法を使うと、平均的な患者のトランス誘導を迅速かつ簡単に進めることができる。これは本質的に、催眠を誘導する通常の手続きを単に反転したものにすぎない。一般的に、トランス誘導は、なんらかの形で患者にまず受け入れてもらい、誘導する側との協力を患者から取りつけることを基本としている。利用技法では、この通常の手続きが反転する。治療状況として、いかに不都合だと思われても、誘導する側がまず、患者の示す行動を受け入れ、それに進んで協力する姿勢を見せるのである。

この利用技法のさまざまなテクニックを、次の臨床例で明らかにしようと思う。

 セッション1 催眠に懐疑的な男性クライエントと

この患者は、きわめてエネルギッシュな様子で診察室に入ってくるなり、自分に催眠がかかるかどうかはわからないといい放った。トランスには、入れるものなら喜んで入りたいと思うが、ただし、方法は知的なものであることが条件であり、不可解で儀式的なものであってはならないともいった。諸々の理由から自分には心理療法が必要で、多くの心理療法を徹底的にやってはみたが、いまだ効果はなく、催眠もさまざまな機会に試してはみたが、「神秘主義」と「知的な方法という点で評価できなかった」せいで、結果は惨憺たるものだったとのことである。

問診の結果、彼のいう「理知的な」方法とは、さまざまな考えをこちらから提案することではなく、現実に関して彼自身の考えていることや感じていることを彼に質問することだとわかった。著者が認識すべきは、彼が今椅子に座っていること、その椅子がデスクの前にあること、それらが現実という絶対的な事実を構成していることだといい、それらはそ

ういうものとして、見過ごしたり、忘れたり、否定したり、無視したりすることがあってはならないというのである。彼はさらに説明を続け、今自分は明らかに緊張していて不安であり、椅子の肘掛けに置いた手が緊張で震えているのを気にしているだけでなく、きわめて注意力が散漫になりやすい状態でもあり、自分の周囲のあらゆることが目に留まるともいった。

著者はすぐさまこの最後のコメントを捉え、彼との最初の協力関係を築く土台とした。そして、こういった。「どうぞ、あなたの考えや解釈をもっと説明してください。ただ、**わたしがあなたのいうことを充分に理解して、きちんと話についていっているか**、それだけは確認したいので、途中でわたしが遮ることがあるのは認めてください。たとえば、先ほど椅子のことをお話になりましたが、いうまでもなく、今はわたしのデスクを見ていて、デスクの上のあれやこれやに気を取られています。それをたっぷり説明してください」

彼はこれに応えて、目に入るすべてについて、大なり小なり関連することを饒舌に語った。わずかな休止が入るたびに、著者はひと言ふた言、言葉をかけて、彼の注意を別のものに向けた。こうした中断が次第に頻度を増していった。以下は、そのときかけた言葉の一例である。

> ……そして、その文鎮、ファイリング・キャビネット、敷物の上の自分の足、天井の電気、カーテン、椅子の肘かけに置いた自分の右手、壁に掛かっている何枚もの絵、あたりを見回すにつれて、変化していく目の焦点、書名の関心、両肩の緊張、椅子の感じ、気にかかる物音と思考、手と足の重さ、問題の重さ、デスクの重さ、文具用スタンド、たくさんの患者の記録、人生という現象、病気や感情や心身の行動という現象、リラクセーションの安らぎ、人の要求に対応する必要、文鎮やファイリング・キャビネットを見ながら、あるいは、デスクを見ながら人の緊張に対応する必要、環境からの引きこもりの心地よさ、疲れとその増悪、変化しないデスクの特徴、ファイリング・キャビネットの単調さ、休息を取る必要、目を閉じる心地よさ、深呼吸によるリラクセーション感覚、受動的な学習の

楽しみ、無意識によって知的な学習をする能力……

　こんなふうにして、まずはゆっくりと、そして次第に頻度を増し、さまざまな言葉を短く差しはさんだ。
　初めのうち、こうした言葉の挿入は、患者自身の思考と発言の流れを補足するためだけに行なったので、患者を刺激し、もっと努力するよう促す効果しかなかった。しかし、彼がそのように反応するようになるにつれ、今度は、短い中断を入れ、挿入をためらうことによって、彼が自分の行動に対する刺激を受け入れたことを利用できるようになった。つまり、そうすることによって、著者からのより完全な刺激を彼にもっと期待させることができるようになったのである。
　これを繰り返していると、徐々に、しかも患者が気づかないうちに、患者の注意は内奥の主観的かつ経験的な事柄に向けられていった。その結果、トランス誘導のごく単純な段階的リラクセーション・テクニックをほぼそのまま使って、浅い中程度のトランスを確実にもたらすことが可能になった。
　セラピー全体では、トランス誘導はさらに行なわれ、いずれも基本的に似たようなものだったが、手順は次第に簡略化されていった。

セッション2　　　　　　　あらゆる療法を試みてきた女性クライエントと
　こちらの患者は女性で、〈セッション1〉の患者といくらか似た問題を呈していた。彼女の話では、きちんとセラピーを受けたいと思ってこれまでさまざまなことを試してきたが、周囲の些細なあれこれにどうしても注意が向いてしまうため、ことごとく挫折してしまったとのこと。病歴をすべて話そうとしても、また、自分に向けられた言葉に注意しようとしても、どうしてもうまくいかなかった。目についた周りのものに注目し、何かをいわずにはいられなくなるためだった（ここまでのわずかな話ですら、彼女が診察室内のさまざまなものについて質問したり、ただ言及したりするために、何度も中断が入った）。精神科医と家族の友人から、催眠を使ってもらえばセラピーで協力できるようになるかもしれないと勧められ、著者のところへ来たという。

彼女は催眠療法に適していると思われたし、また、問診ではたいした進展がなかったため、彼女自身の行動を利用して、以下のやりかたで催眠を試みた。
　デスク上の文鎮について彼女が訊ねたので、著者はすかさず、「それはデスクのすみにあり、そのすぐ手前には時計が置いてあります」と答えた。すると彼女は時計をちらっと見て、急を要するかのように「何時です？」と訊ねたので、著者は、「長針が卓上カレンダーの数字と同じ数字を指しています」と返した。
　その後も同じように、彼女はのべつコメントと質問を繰り出し、どんな内容であれ、返事があると、すぐに次の話題や事物に移っていった。彼女の行動は不幸な幼児の行動に似ていた。質問をかわすために、無関係の質問をして注意をそらそうとするのだった。
　切れ目のない彼女の言葉は容易には遮れなかったし、なんの成果もなく遮るわけにもいかなかった。しかし、ペーパー・ナイフを差し出すことによって、彼女がそれに言及せざるをえないようにすることはできた。彼女が反応し、また一人芝居を始めると、著者はメガネを拭き、再び彼女が自分の行動パターンに従ってそれに言及せざるをえないようにした。次に彼女を遮ったのは、メガネをケースにしまう動作だった。その次は、記録簿の移動、そのあとには、書棚への目くばせ、スケジュール帳の開け閉めが続いた。
　これらの行動はいずれも、彼女の止めどない強迫的な発言の中で言及された。著者は最初、こうした動作をかなり短い間合いで行なった。彼女が、著者のこの無言の遮りを期待する様子を見せ始めると、著者は動作のスピードをわざと緩め、ためらいがちに短く止めたりもした。その結果、彼女は自分自身の行動のスピードを緩めざるをえなくなり、また、著者が彼女の行動を利用するのを待たざるをえなくなった。その後、著者は無言で対象を示したあと、確認の単語やフレーズ、コメントを添えるようにした。
　こうした手続きを続けた結果、彼女への抑止効果は次第に高まり、彼女は自分が次にコメントしたり名前を挙げたりすべき対象を、もっぱら著者が言葉や動作で示すことをどんどん当てにするようになっていった。

こうして40分もすると、目を閉じて、これまでに見たすべてのものの名前をそらで挙げるよう、彼女に指示することができるようになり、これを行なった結果、とうとう彼女は深い催眠状態に入った。彼女は、「さあ今度は、『文鎮』で、眠りが深くなります、そして次は『時計』で、もっと深くトランスに入っていきます」といった具合に促されながら指示に従い、さらに10分も経つと、夢遊性の深いトランス状態にしっかり入ったのである。

その後、抵抗という彼女自身の行動パターンを誘導の手段として利用しつづけることによって、かつては「手に負えなかった」患者の臨床経過には、セラピーに進んで協力する態度が際立つようになっていった。最初、セッションは必ず彼女の強迫的行動で始まったが、著者はすぐさまそれを利用し、別の治療用トランスを誘導した。やがて、彼女が座ることになっている椅子を示す動作をするだけで、充分にトランス状態を誘導できるようになった。

ミルトン・H・エリクソン著、ヘイリー編『続・催眠技法——利用技法』(1967, pp.32-34)

本書で展開している視覚的表示——4タップルおよびRオペレータ——を使えば、エリクソンは上記の双方のクライエントについて、以下のように理解しているのである。

$$R\,(A_d\,\langle K,\ V,\ O,\ A_t\rangle) \longrightarrow V^e$$

このようにして、エリクソンの効果的で優雅な誘導はペーシングで始まり、利用可能な表象システムの範囲内での体験を次々に重ねるよう、クライエントを導いていく。

上記の二例からは、さらにふたつ、有用な解説を引き出すことができる。ひとつは、エリクソンの与える暗示は、「e」が上についた体験（外的要因によって生じた体験）を、「i」が上についた体験（内的に生じた体験）へと意図的にリードしているということ、今ひとつは、上記二例には、催眠誘導でヒプノティ

ストが自分の行動を体系化するとき、どのようにRオペレータを役立てるかについて、別の重要なやりかたが示されているということである。

　エリクソンはクライエント自身の表象システムの範囲内で効果的なペーシングを確立すると、その表象システムから4タップルの別の変項へと移動し始める。彼はこれを行なうとき、具体的には、わたしたちが表象システムのオーバーラップの原則と呼ぶものを使っている（さらに考察を進めるには『魔術の構造』第Ⅱ部264-266頁参照）。

　もっとはっきりいえば、この原則は、クライエント自身の表象システムの範囲内で効果的なペーシングが確立したら、その表象システム内のある体験と、関連する表象システムのひとつにおける同じ体験——通常、現在進行中の体験ではないもの——との重複部分を見つけることによって、クライエントを変性意識状態へとリードし始めていいということである。

　例を挙げよう。精緻な内的イメージを描写できるクライエントとのあるワークで、わたしたちは充分なペーシングを確立させ、森を鮮やかに豊かに描いた精緻なイメージを完成させた。そして、視覚によるこのイメージの焦点が合うとすぐ、クライエントには、まず、木々が揺れ、その枝々がたおやかに動くさまが見えているという事実に注目するよう指示し、つづいて、次の事実にも注目するよう指示した。

　　……あなたはそれらの木々が風に揺れているのを眺めながら、木々の間を吹き抜けていく風の音を楽しみます……

　木々の間を吹き抜けていく風の音を確かに聞いているという確認が（一般的には、無意識の頭の動きや、聴覚による内的体験に特有なアクセシング・キューによって）クライエントから得られたら、4タップルの別の変項にその体験を広げることができる。

　　……さて、木々が風に揺れるのを眺めながら、そこを吹き抜けていく風の音を聞くのは、なんとも心地よく……それは、多くの人びとが顔に当たるひんやりした風をさわやかだと感じるのと同じ心地よさで……その風は髪も揺らし……

……そよ風が運んでくるピリッとした温かい香りは、暑い夏の午後の刈ったばかりの芝のもの……

この強力で巧みな誘導は、以下のとおり、4タップルとRオペレータを使って簡単に表わすことができる。

$R_{time_1}(A_d \langle V, K, A_t, O \rangle) \longrightarrow A_d^e \ \& \ V^i$
(木々を見ている)

$R_{time_2}(A_d \langle V, K, A_t, O \rangle) \longrightarrow A_d^e \ \& \ V^i \ \& \ A_t^i$
(風の音を聞いている)

$R_{time_3}(A_d \langle V, K, A_t, O \rangle) \longrightarrow A_d^e \ \& \ V^i \ \& \ A_t^i \ \& \ K^i$
(大気を感じている)

$R_{time_4}(A_d \langle V, K, A_t, O \rangle) \longrightarrow A_d^e \ \& \ V^i \ \& \ A_t^i \ \& \ K^i \ \& \ O^i$
(香りを味わっている)

注目すべきは、この誘導で得られたクライエントの4タップルが、上付き文字「i」のついた変項のみで構成されていることである。A_dについている唯一の「e」は、ここではヒプノティストの言葉を示している。

$$A_d^e \langle V^i, K^i, A_t^i, O^i \rangle$$

エリクソンの例を詳細に調べると、これとまったく同じ原則が明らかになる。たとえば、引用した最初のケースでは、エリクソンはまず、「……デスク……デスクの上のあれやこれや……**文鎮**……**ファイリング・キャビネット**……」というように、クライエントの注意を当人の視界にあるさまざまなものに向けている。次に、クライエントの視界にある特殊なもの――つまり、クライエントから見える当人の身体部分――にクライエントの注意を向けている。「**敷物の上の自分の足……椅子の肘かけに置いた自分の右手……**」という具合だ。つづいて、表象システムを視覚から触運動覚にオーバーラップさせている。「……あたりを見回すにつれて、**変化していく目の焦点……両肩の緊張……椅子の感**

じ……」

　ここまで催眠誘導へのRオペレータの利用について論じてきたが、これに関する二原則が前提としているのは、**何がクライエントの表象システムなのかを見抜くヒプノティストの能力**である。その能力をどうしたら磨くことができるのか、得られた情報を利用して創造的に対応するにはどうしたらいいのかを、具体的に説明していこう。

　わたしたちは言葉で互いにコミュニケーションを取ろうとして、使う言葉を選択するが、そうした言葉の選択は、通常、無意識レベルで行なわれる。したがって、**選ばれた言葉は、当人がそのとき内的／外的に体験している世界のどの部分にアクセスしているのかを示している**。具体的には、いわゆる叙述語（動詞、形容詞、副詞）にとりわけその特徴が顕著に現れる。

　さらに、わたしたちが発達させてきた体のある動きは、自分がどの表象システムを使っているかを洞察力のある観察者に示している。特に重要なのは、眼球が何事かをスキャンするときのパターンである。つまり、催眠を研究する者には、言語体系の中の叙述語と非言語体系の中の眼球のスキャニング・パターンという強力な近道が提供されており、それらをたどれば、クライエントがそのとき使っている意味づけの潜在的リソース――表象システム――がどれであるかを判断でき、ゆえに、そのクライエントにどのようにして創造的に対応したらいいかがわかるのである。

　たとえば、誰かに質問をしたとき、その相手が「うーむ、どうだったかなあ」と言葉を切り、そういいながら左上のほうに眼球を動かしたという経験は何度もあるだろう。左上に眼球を動かすと、右脳（非優位半球）にある直観像が刺激される（右利きの場合）。両眼の左側（左側の視野）から来る神経経路がもたらすものは右脳（非優位）に表わされるのである。左上に眼球を動かすのは、視覚による記憶にアクセスする方法として右脳を刺激するためによく用いられる方法である。反対に、右上に動かすと、左脳および構築されたイメージ――これまで見たことのない事柄の視覚的表象――が刺激される（本書第Ⅰ巻211頁参照）。

　クライエントがもっとも高く評価している表象システムを見抜くスキルが身につけば、催眠を使って効果的なコミュニケーションを取るためのきわめて強

力な利用ツールを手に入れることができる。このスキルを磨く方法として、わたしたちがトレーニング・セミナーでの指導で使って特に効果的だったものがふたつある。

(1) 目で見てわかるアクセシング・キューに注目する。具体的には、以下のとおりである（右利きの場合）。

アクセシング・キュー	それが示す表象システム	
眼球を左上に動かす……	直観像	(V)
眼球を右上に動かす……	構築的イメージ	(V)
眼球は動かず、焦点のみがぼやける……	イメージ	(V)
眼球を左下に動かす……	内的聴覚	(A)
電話をかける姿勢を取る……	内的聴覚	(A)
眼球を右真横あるいは左真横に動かす……	内的聴覚	(A)
眼球を右下に動かす……	触運動覚	(K)

(2) クライエントが自分の体験を描写するために（通常、無意識に）選んだ叙述語に注目する（本書第Ⅰ巻74-84頁、84-96頁、『魔術の構造』第Ⅱ部第1部参照）。体験を描写するときには、誰もが言葉を選んで、自分が一心に注目している体験のさまざまな部分を描き出す。したがって、コミュニケーションに関わる者として、クライエントが前提としている表象システムをクライエントの選択した言葉から見抜く練習をすれば、クライエントとのコミュニケーションの中で効果的に利用できる情報を得ることができる。

スキルを磨く方法はもちろん、このふたつだけではなく、ほかにもたくさんある。たとえば呼吸のパターンも、体験を内的に体系化し表現しようとしているときに使われている表象システムを示す優れた指標となる。視覚化が行なわれているときは胸呼吸になり、呼吸は浅くなる。わたしたちの経験では、声の調子や話のテンポの変化、肌の色の変化も同様に役に立つ。

しかし、上記のふたつの方法については、ある時点でクライエントが使っている表象システムを見抜く力を、読者が自分で磨けるよう、特に詳細に紹介してきた。このふたつの方法を使いこなせるようになった暁には——使われている感覚を見分ける力に充分磨きをかけた暁には——同様の情報を得られれる別の指標を探ってみるのもよいと思う。感覚を見分けるためのエクササイズは、催眠によるコミュニケーションを効果的かつ優雅に進める力を高めるだけでなく、感覚的体験を味わう力をも高める。わたしたちは自らの経験から、この感覚的体験を味わう力こそが効果的なコミュニケーションと催眠の基盤そのものだと考えている。

以上を念頭に置き、以下にそのエクササイズをご紹介しよう。

セッション冒頭の5分ないし10分ほど、実際に複数のクライエントを選び、前提を使ってクライエントの注意をさまざまな表象システムに向ける質問をする。たとえば、本書のタイトルには単語がいくつ使われているかという質問の場合、回答者がその情報にアクセスし、それを心の中で表現する方法はたくさんある。表紙を思い浮かべ（V^i）、浮かんだ単語をそのまま数えてもいい。タイトルを心の中でいってみて、単語の数を指折り（K）数えてもいい。しかし、タイトルの文字の色は著者名の文字の色と同じかどうかという質問の場合は、質問の中で「色」を属性として使うことによって、回答者が視覚的に情報にアクセスし、かつ表現することを想定している。

このように叙述語を慎重に選択すれば、相手の注意をそれぞれの表象システムに向けることができる。これは、こうしたツールを使いこなせるようになりたいと思っている読者にとってとりわけ重要なことである。質問をするときに使う叙述語を意図的に選択することによって、回答しようとするクライエントが非言語的に示すアクセシング・キューを楽に見分けられるような段階まで、コミュニケーションを単純化することができるからだ。

表象システムを効果的に利用するには、感覚を見分けなくてはならない。以下の簡単なエクササイズを行なえば、ごく短時間のうちに、その見分けができるようになる。さらに、クライエントの望みどおりの変化を起こすための基盤形成には、クライエント自身の内的リソースが必要だが、セッション冒頭でこのように方向づけした質問をすることで、まさにそのリソースに体系的にアクセスすることになる。

以下に挙げたのは、質問例と見きわめやすいその一般的な反応である。質問の内容は、あなた自身の状況に合わせて適宜変更していただければと思う。

▶　直観像

　お母さんの目は何色ですか？
　あなたの車は何色ですか？
　初めてわたしに会ったのはどこでしたか？

　こうした質問をされると、たいていの人は左上を見る。中にはトナル聴覚を使ってアクセスする人もいる（トナル聴覚による区別にも非優位半球が介在する）。視覚化の速度がきわめて速い人は、左を見上げることはせず、眼球の位置を変えずに焦点をわずかにぼかすだけである。イメージが固まれば、焦点は再び定まる。

▶　構築的イメージ

　紫色の牛を想像できますか？
　わたしは自宅を何色に塗るべきでしょう？
　二十キロほど痩せた自分を想像できますか？

　こうした質問には、たいていの人が右上を見るが、人によって多少の差異はある。

▶　触運動覚

　これまで心底警戒したことがありますか？
　あなたの右手は左手より温かいですか？

今は、ここに着いたばかりのときよりもリラックスしていますか？

こうした質問には、たいていの人が目を伏せて右下をじっと見つめる。「落ち込んだ気分というのはどういう感じですか？」といった質問には、普通、触運動覚で反応しているかのように自分の体のどこかに手を触れる。

▶   聴覚

わたしがあなたの名前を呼ぶのを最初に聞いたのはいつですか？
心の中で（　　　）といえますか？〔（　）内はどのようなセンテンスでも可〕
頭の中で響いている音楽が聞こえますか？
自分が内的対話をしているときというのは、どのようにして知りますか？

聴覚が内的に働いているときにもっともよく見られるのは、側頭部——主にこめかみ付近——に片手を当てるポーズである。手そのものはさまざまな形を取り、発生中の内的聴覚の種類について何ごとかを理解するために、効果的に利用される（人差指を伸ばすなど）。眼球のスキャニング・パターンについては、内的聴覚にアクセスしているクライエントはたいてい、わずかにうつむいて左下を見つめるか、眼球を、アクセス開始直前の位置から左右どちらかに真横に向ける。いずれのケースでも、目の焦点は通常ぼやけている。また、こうしたアクセシング・キューを示しながら、しばしば頭をかしげ、まるで一方の耳を見せているかのような格好をする。

L オペレータ
クライエントの「リード・システム」を表わす

いついかなるときにも、わたしたち人間が入手できる体験はふんだんにある、とわたしたちは考えている。こうした体験は、外的要因（4タップルの上付き「e」）のみによって生じたものかもしれないし、内的要因（4タップルの上付き「i」）のみによって生じたもの、あるいは、双方の要因がおもしろく交じり合って生じたものかもしれない。すでに論じたとおり、常に変動しているこの体験世界の中から、わたしたちは自分が気づいたある部分を（通常は無意識に）選び出す。つまり、これが4タップルに働くRオペレータである。

わたしたちは自らの体験を通して、たとえそのとき手に入る体験が進行中の体験のほんの一部でしかないとしても、感覚を通じて入ってきた情報は無意識レベルにおいて処理され、表現されていると信じるようになる。と同時に、神経系に器質的損傷があるケースは例外として、誰しも常に本書で説明している表象システムをすべて無意識に働かせていることも知るようになる。つまり、これまで「誰それの表象システム」といった言い方をしてきた―表象システムは、統合された複雑な認知プロセスのほんの一部、意識領域に呼び出されて用いられているほんの一部にすぎないのである。

行動の道しるべとなる地図やモデルは複雑なプロセスをたどって創り出されるが、そのプロセスをこのように理解することによって、きわめて効果的に働

くことがわかっている区別を治療用ワークで使えるようになる。

　意識が有限の現象である以上、自分の体験へのアクセスやその一体化に使う表象システムが、情報の意識化に使う表象システムと異なっているといったことも、必然的に起こりうる。たとえば、「お宅にあるドアのうち、勢いよく閉めたときに一番大きな音を出すのはどれですか？」と訊ねられたら、まずは家中のそれぞれのドアに視覚的にアクセスし（V）、次にたぶん、勢いよくドアを閉める動作に相当する筋肉運動をそれとなく行ない（K）、最後に、閉まったときの各ドアの音を比較して（A_t）、言葉で返答する（A_d）ことになるだろう。

　ところが、もし最初に使ったシステム（VかKのいずれか）が意識に上ることなく働いたとしたら、アクセス用に使うシステム（リード・システム／誘導体系）と、求められた情報を意識化するときに使うシステムとは異なることになる。それゆえ、わたしたちは、**クライアントが求められた情報にアクセスしようとして最初に使うシステムと、その情報を意識化するときに使うシステムとを区別**して扱い、アクセス用の前者を〈リード・システム〉と呼び、意識内での情報表示用の後者をそのまま〈**表象システム**〉——クライアントのRオペレータ——と呼んでいる。前章で説明したエクササイズについていえば、使われている叙述語は表象システム（Rオペレータ）を割り出し、アクセシング・キューはリード・システム（Lオペレータ）を割り出すのである。

　わたしたちが開発してきた４タップルを使い、目で見てわかる形に表わすと、４タップルに働く新たなオペレータ、すなわち、クライアントのリード・システムを特定するLオペレータは、以下のように簡単に定義できる。

$$L \langle A_t、O、V、K \rangle \longrightarrow (V)$$

　つづいて、当然ながら、リード・システムと表象システムとが分裂しているケースは、ひとつの４タップルをめぐってRオペレータとLオペレータとが異なる結果を生じるケースとして、以下のように表わすことができる。

$$R \langle A_t、O、V、K \rangle \longrightarrow (X)$$
$$L \langle A_t、O、V、K \rangle \longrightarrow (Y)$$

ただし、X ≠ Y

　読者の体験からいくつか例を引いたほうが、たぶんこの区別をより明確にすることができるだろう。リード・システムと表象システムとが異なっていることの多い状況として挙げられる例に、嫉妬と呼ばれる体験がある。
　一般的に、嫉妬を感じ、「その感情をコントロールする」ことができなくなっているときには、嫉妬の対象になっている人物と別の誰かとの間で起こっている可能性のあることについて、さまざまなイメージを思い描いていたり、同じ言葉が心の中で繰り返し聞こえていたりする。そして、怒りや悲しみ、不快のほか、心の中で描いていたり聞こえていたりしたことがすぐ目の前で起きていたら当然感じるはずの感情が湧き上がってくるのに気づくようになる。つまり、視覚や聴覚が関わって内的に発生した体験部分に誘導（リード）されて、触運動覚系や感情が発生するというわけである。
　心の中で描いていたり繰り返し聞こえていたりすることが意識に上ってこない場合は、感情だけに気づくことになり、その感情がどこから来るのか、どのように問題に対応したらよいのか、どう対応法を選んだらいいのかがわからず、たいていは困り果てることになる（さらに考察を進めるには『魔術の構造』第Ⅱ部第3部「曖昧な機能（ファジー・ファンクション）」参照）。
　わたしたちのトレーニングに参加した数多くのセラピストやヒプノティストが、わたしたちと接触するようになって早々に、本モデルの提供する区別の多くは、自分たちがワークで有用だと思って働かせている直観のいくつかを「説明してくれる」といっている。彼らのいう直観を彼らと共に探ってみると、概して彼らは、微細な手がかり（キュー）を視覚的および聴覚的に——とりわけ声の調子とテンポに関する聴覚、すなわち、トナル聴覚（A_t）的に——感知し、それを体感覚として表現するようになっていることがすぐにわかった。彼らは、クライエントがいよいよ変化しようというときや、不一致の状態にあるとき、セッションを終了していい時点に達したとき、クライエントにまだ「やり残し」があるときを、「事態の感じ」から判断している。これも、リード・システムと表象システムとの区別の一例だ。これらのセラピストやヒプノティストの場合、リードしているのは、無意識のうちに視覚や聴覚による微細な区別をつける能力であり、そうした無意識の感覚的区別の結果を意識化しているのは、触運動

覚である。

　催眠を心理療法に用いる際には、いわゆる「抵抗するクライエント」によく出くわす。抵抗するクライエントは歯や病気の治療に関連して催眠を使ってほしいと希望しながら、催眠状態を引き出す儀式的なやりかたには適切な反応を示さない。これは、リード・システムと表象システムとが異なっている状況であり、不一致の特殊なケースとして理解すると有用である。もっとはっきりいえば、表象システムとリード・システムとがマッチしていないのである。不一致のこの型が特に強力なのは、これが型の不一致であって、内容の不一致ではないためだ。

　意味を生み出す実際的なパターンには不一致が伴うものである。本書で紹介している全パターンについていえば、ファジー・ファンクションをもつ体験の体系化には、本来、プラスもマイナスもない。催眠を心理療法に用いたり、歯科治療や医療で「抵抗するクライエント」に用いたりする際には、クライエントのリード・システムと表象システム間のマッチやミスマッチの有無をチェックすることによって、どうすればそうしたクライエントと共に有用な治療やワークを効果的かつ創造的に進められるかについて、重要な情報を得ることができる。

　リード・システムと表象システムとが分裂しているクライエントに対してヒプノティストがどう対応すべきかだが、一般的に、いずれのシステムを使って意識化するのであれリードするのであれ、クライエントが自由にそれを選択できるように力を貸すことによって、もち込まれた肝心の「問題」を解決するだけでなく、当人が変えたいと思ういかなる生活面にもあまねく変化をもたらせるよう、さまざまな選択肢を与えることができる。治療目標をさらに絞るのであれば、クライエントの意識外にある表象システムから意識内の表象システムに送る信号を用意し、関わっている「問題」について、クライエントがなんらかの選択ができるようにしなくてはならない。

　もしあなたがヒプノティストとして、クライエントのリード・システムと表象システムとが分裂しているケースに遭遇したとしたら、この状況を利用する効果的な方法は無数にある。きわめてドラマティックな方法のひとつは、リード・システムにアナログ・マーキングをするというやりかただ。そうすることで、たとえば、深いトランスを誘導するための指示を無意識のリード・システ

ムに伝えるのである。アナログ・マーキングによるメッセージは、そうしたクライエントの意識外にあるリード・システムに送られるため、無意識の反応はただちに深く発生し、しかも、当然ながら、当人は何が起きているのかまったく意識することがない。昔から魔法といわれているものは、このようにして創り出されるのである。

　以下に紹介するのは、著者たちが取り組んだあるクライエントに関するトランスクリプトで、これには、表象システムとリード・システムを見抜いて利用するための適切な手順の一部が含まれている。

▶　**トランスクリプト**

　リンゼイは26歳の女性で、診察室に入ってくると、落ち着かない様子で腰を下ろした。

ヒプノティスト：リンゼイさんですね？
リンゼイ：（眼球を左上に動かして）はい。
ヒプノティスト：どうされました？
リンゼイ：（再び眼球を左上に動かして）ん……ええと……あの……わたし……そう……（何度かうなずきながら）ずっと思ってたんですけど、催眠を使ったら、なんとか……その……（再び眼球は左上へ）いつもふさいでいることもなくなるかなって、（パッと視線をヒプノティストにもどして）ばかみたいですか？
ヒプノティスト：（ノーの意味で頭をゆっくり左右に振りながら）ええ、ある意味、あなたが落ち込まないようにしてあげることはできませんが、それでも、催眠はあなたの力になれます。
リンゼイ：（ほっとしてため息をつきつつ、左上を見上げて）ただもう……（両手を胸の中央に置き、ヒプノティストを見て）ほとんど四六時中、気分が減入ったままなんです、理由はわかりません。セラピーも受けに行きましたが、どうにもならなくて……
ヒプノティスト：気分が減入っているというのは、どうやって知るんですか？
リンゼイ：（左上を見上げて）ただそう感じるんです（両手を胸の中央に置いて）

……

　ごく短い引用だが、ヒプノティストはこの中で得た情報だけで、リンゼイの多くを理解した。

$$R \langle V, K, A_t, O \rangle \longrightarrow (V^e)$$
$$R \langle V, K, A_t, O \rangle \longrightarrow (K^i)$$

　引用中のリンゼイは、主に、内的な触運動覚か外的な視覚を意識している。彼女の意識を変えるということは、通常こうした領域の外側にある体験に意識を移行させるということを意味する。また、リンゼイの内的な触運動覚は内的な視覚から発生していること——つまり、内的に発生した視覚的イメージにふさわしい体感覚として体験していること——もわかっている。

　気分が減入っていることをどうやって知るのかと訊ねられた彼女は、まず左上を見上げ、それから、だたそう感じるのだと答えている。鋭い観察力のある人なら、これはセラピーに訪れるクライエントによく見られるパターンだと気がつくだろう。そうしたクライエントは、意識外にあり、また、たいていはコントロール外にあるなんらかのプロセスを稼働させている。リンゼイはこの場合、ひとりぼっちでうんざりしている自分を視覚化していることがわかる。……が、本人はこの視覚化に気づいてはいない。わかっているのは、否定的な感情があるということだけで、それを、気分が減入るという言い方で表現しているのだ。つまり、リンゼイは、リード・システムと表象システムとの分裂の好例を提示しているのである。

　リンゼイと行なったトランス・ワークは以下のような手順で進められた。

　まずは、彼女の意識の変更である。これは、現在作動させている処理戦略から、助けを要する「問題」をいくらかでもコントロールできるような意識状態へと、彼女を移行させるということである。リンゼイの困難な状況は、意識外で内的な視覚イメージを発生させ、それらのイメージと結びついている感覚を触運動覚的に体験するという、ひとつのファジー・ファンクションをめぐって展開しているため、「問題」をいくらかでもコントロールするために即、かつ、明らかに役立つ意識状態はふたつある。

$$R \langle V、K、A_t、O \rangle \longrightarrow (K^e)$$
もしくは、
$$R \langle V、K、A_t、O \rangle \longrightarrow (V^i)$$

　つまり、外的に発生する触運動覚の感覚（K^e）か、内的に発生する視覚イメージ（V^i）に気づけるように、意識の仕方を変更できるようになれば、彼女は「問題」を発生させているファジー・ファンクションを効果的に停止させられるはずである。具体的には、周囲の世界と実際に接触して得る触運動覚の感覚（たとえば、椅子の感触、顔に当たる大気の爽やかさ、足を組んだときの温かさなど）に注意を向けるか、リード・システムである内的表象システム、すなわち、内的に発生した視覚イメージを意識化するかして、自分の処理過程をコントロールできるようにするのである。

　このケースを一般化すると、心理療法に助けを求めてきたクライエントの表象システムとリード・システムにミスマッチがある場合、これらふたつのシステムが一致するように再調整すると、特に効果が上がる、となる。したがって、ヒプノティストは、リード・システムを意識化させ、それによってクライエントが、自分のリード・システムに意識的にアクセスするか、自分の表象システムをリード・システムにするかを選べるようにすればいい。ヒプノティストがどちらの選択肢を用意しようと、結果的には、クライエントのリード・システムと表象システムは一致し、調和の取れた状態がもたらされる。

　わたしたちは常に、前述した原則に従ってワークを進めていく。その原則とは、以下のふたつである。

（1）トランス誘導は、外的要因に基づく体験を除外し、内的に発生する刺激に注意を向ければ向けるほど——上付け文字でいえば、「e」から「i」に変更することで——促進される
（2）トランス誘導では、クライエントをペーシングし、クライエントの世界モデルを使ってクライエントに対応しなくてはならない

　したがって、リンゼイとのワークでも、触運動覚の叙述語を使って対応し、

表象システムのオーバーラップの原則を利用することによって、効果的にペーシングを行ない、彼女をこれまでとは異なる意識状態へと――内的に発生する視覚イメージを意識するようになる状態へと――リードしている。変化後のこの意識状態は基準体験として働き、リンゼイは意識領域（変化後の意識状態）に入って、自分の憂鬱の源となっている視覚イメージにアクセスするという選択肢を得るのである。
　実際に行なってみると、リンゼイはかなり飲み込みが早いことがわかり、あっという間に意識状態を変えてしまった。もし簡単にいかないようなら、「問題」の対処法を選択するのに必要だったその意識状態になるのを手助けするために、ほかのクライエントの場合と同様、触運動覚の叙述語を使って――彼女のRオペレータはKであるため――彼女の意識をペーシングをし、同時に、特有の姿勢、手や腕の動き、顔の表情などの視覚マーカーを使って――彼女のLオペレータはVであるため――進行中のコミュニケーションの一部をマーキングして、秘かに意識状態を変えるよう誘導するつもりにしていた。
　リンゼイのケースに関連して、もう一点、皆さんに役立つことをお伝えできそうだ。
　わたしたちは、これまでワークを共にする機会のあったヒプノティストの方々に、ある傾向が見られることに気づいている。それまでとは異なる意識状態をクライエントに発生させる際、どちらかというと儀式的で独創性に欠ける誘導方法に頼りがちだという点である。そのようなワークで得られる変性意識状態は、そのヒプノティストがもっているトランスの「等価の複合観念」と比較的同質のものである。
　その意識状態を創り出したあとは、たいていセラピーや歯科治療や医療処置を行なうわけだが、これでうまくいくなら、わたしたちも拍手を惜しまない。しかし、こうしたヒプノティストはしばしば、「クライエントの抵抗に遭いましてね」とか、「意識状態を変えて行なうワークは必ずしもうまくいきません」などという。そういう場合にはぜひとも、ヒプノティストのほうが自分の誘導方法と利用の仕方の柔軟性を高め、クライエントの必要に正確に応じた変性意識状態をクライエントと共に仕立てていただきたいと思う。こうしてできる意識状態の数は、コミュニケーターとして働く人や自分自身の意識を探究する人の創造性の数だけある。外的に生じた意識状態と内的に生じた意識状態との混

合は無限である。

　読者のみなさんには、変性意識状態、すなわち、トランスを創り出すことはなんらかの目的に役立つのだと肝に銘じ、自分自身のためにできるだけ多くの選択肢を創っておくことをお勧めしたい。意識状態によっては、ある目的にはたいへん役立つが、他の目的にはさほどでもないというものもある。コミュニケーターは、コミュニケーションを取っている相手がそのコミュニケーションの目的にふさわしい意識状態に到達するのを手助けするが、それを可能にするのは、催眠という真の技(アート)の一部と一般的なコミュニケーションである。4タプル・モデルは、上付きの「e」「i」、t/p、A_d、R、Lの区別を用いることによって、そうした意識状態を発生させるきわめて具体的な方法を提供している。

　さて、ここで、一般化に関するメタ・コメントを述べたいと思う。これは、視覚のアクセシング・キューに関して述べたメタ・コメントと同様のものである。わたしたちは、感覚をより微細に識別する力を向上させていくコミュニケーター／ヒプノティストに代理はいないと考えている。つまり、ものを見、聞き、感じ、におう能力に代わるものはないということである。

　わたしたちのワークが常に基本としているテーマ、すなわち、『魔術の構造』や本書『ミルトン・エリクソンの催眠テクニック Pattern of the Hypnotic Techniques of Milton H. Erickson, M.D. Vol. I & II』Ⅰ・Ⅱ巻、『家族と共に変わる Changing with Families』（執筆者にヴァージニア・サティアを含む）で創り出してきたさまざまなモデルの目的は、感覚的体験にモデルを適用する人びとを最良の状態に調整するためのモデルを開発することである。わたしたちはそういうモデルを、皆さん自身に役立つ感覚的体験を引き出す方法として、本質的には、感覚による一連の区別とそのパターンとして提供している。

　自分たちの体験から思うに、理論やモデル（ことに統計的モデル）は、体験に取って代わったり、体験の代理として用いられたりする傾向が強い。たとえば、母集団の何パーセントほどが催眠に反応しやすいとか、深いトランス現象を発生させることができるなどといった統計的研究は、ペーシングやリードが不充分なせいでクライエントが変性意識状態に入れない場合の説明として、一部の催眠プラクティショナーたちがよく使っている。こうした研究に関して、二点、触れておきたいことがある。

　まず、こうした研究は、いくつかの特定の誘導もしくは深いトランスの利用

技法をセットとして使ったときの効果を調査したものにすぎないとわたしたちは理解しているということだ。柔軟性のないテクニックがセットになり、そういうものとして、ひとつのモデルができ上がるが、あらゆるモデルがそうであるように、そうしたモデルも、設定された目的にどれだけ役立つかどうかによって評価されなくてはならない。もしあるセットを使って、高いパーセンテージの人が催眠に入り、あるいは、深いトランス現象を発生させることができたのなら、そのモデルはそのとき設定した目的に役立つということであり、わたしたちはその柔軟性のないセットにうまく反応しなかった少数派が有用な体験をできるように、別の方法を探り、開発し始めるかもしれない。しかし、もしそのセットを使って、低いパーセンテージの人しか催眠に入れなかったり、深いトランス現象を発生させなかったりしたのであれば、モデル構築の科学的原則にはずれることなく、そのモデルは廃棄されるべきである。

　ただ、そうしたモデルであっても、一定数のクライエントには結果を出せないモデルであることを催眠のプラクティショナーに納得させるために使うモデルとしてなら、正当化できなくもないだろう。わたしたちはヒプノティストとして、そうした暗示や自己達成的予言の力をすでに認識している。

　もう一点は、そうした研究の提起のされ方についてである。それらが、感覚的体験——ヒプノティストのものであれ、クライエントのものであれ——の区別を言葉で説明していることはめったにない。そのせいでプラクティショナーは、自分がある特定の時点でコミュニケーションを取っている相手の反応を、感覚的体験を使ってつきとめる自己訓練をしようにも、その具体的方法を得ることができない。強調されるのは、たいていテクニックに関することであり、そのテクニックに反応しようとしている人間の反応に関してではない。エリクソンはこの問題について、以下のとおり、きわめて妥当な意見を述べている。

エリクソンの論文より

　あらゆる催眠のワークでまず問題になるのは、充分なトランス状態を誘導できるかどうかである。深い催眠を基盤とするワークでは、特にそうだ。浅いトランス状態であっても、それを誘導して一定のレベルに維持するのは、しばしば難しい仕事となる。取り組む被術者が異なっても

確実に同程度の催眠を発生させること、また、同一被術者に取り組む場合は、取り組むときが異なっても確実に同様のトランス状態を誘導することが、しばしば重大な問題となる。

　こうした問題が発生するのは、催眠の成否が、さまざまな個人間関係と個人内関係とにかかっているという事実があるからだ。こうした関係は変化しやすく、催眠の各展開に対する人格反応に応じて変化する。その上、個々の人格はふたつとして同じものはなく、その人が無意識のうちに敏感に反応して起こす行動のパターンは、時や状況、目的、関与している人びととの関連で必然的に変わってくる。

　統計を取れば、催眠行動に関するなんらかの平均値は得られるかもしれないが、そうした平均値はいかなる一被術者の反応の様子も示してはいない。したがって、ひとりひとりの反応や特定の催眠現象の評価に利用することはできない。トランスの深さや催眠反応を判定するには、平均的な反応だけでなく、平均からはみ出した各人のさまざまな反応も考慮しなくてはならない。

　たとえば、硬直（カタレプシー）は催眠行動としてよく見られるものであり、通常、浅いトランスで発生して、深いトランスで持続する。しかし、経験を重ねるうちに、トランスの深い浅いに関係なく、それを一現象として無意識に発生させることがまったくない被術者もいるとわかってくる。また、浅いトランスでしか発生させない被術者もいれば、深いトランスでしか発生させない被術者もいる上、浅いトランスから深いトランスへの移行期にしか発生させない被術者もいる。さらにややこしいのは、健忘など、別のタイプの催眠行動との関連でしかカタレプシーを発生させない被術者もいることだ。トランス状態でのカタレプシーをどれだけ平均以上に発生させようと、その被術者にとってカタレプシーの有無が何を意味するのかを、その被術者の催眠行動全体から見て完全に解釈しなくてはならない。これはどの被術者についてもいえることである。

　トランス誘導の特殊なテクニックやトランスの調整法が開発され、こうした難しい問題のいくつかを解決しようとさまざまな努力が続けられてきたが、ときに催眠行動の本質は軽視されている。こうした努力の中でも、とりわけばかげていると思うのは、レコード盤の作成だった。催

眠がひとつの現象であることを無視し、誘導テクニックについては、被術者の行動から切り離して厳密にコントロールできるものとして支持する傾向がよく見られるが、レコード盤の作成はこの傾向を如実に表わしている。

　こうしたことが行なわれた根底には、同一の暗示は、与える被術者・与える時が異なっても同一の催眠反応を誘導するという前提がある。個体性や学習能力、対応力、態度、準拠枠、催眠ワークの目的が被術者によって異なることを完全に見落としている。**個人間関係**の重要性や、その個人間関係が被術者**個人の心の中に生じるさまざまな関係**次第であるという事実を見落としている。

　薬理学ほどの確立された分野においてさえ、薬剤の標準用量というのは、実際、個々の生理反応に関する限り概数である。個人間関係や個人内関係といった漠然としたものを「標準化する」ことの難しさを考えれば、何から何まで厳密に定めた催眠テクニックを使って「確実に結果を管理する」ことのばかばかしさは明らかだ。人間行動の多様性とそれへの適切な対処の必要性に気づくことをこそ、あらゆる催眠テクニックの根本とすべきである。

　トランス誘導に関する全般的考察としてもうひとつ重要なのは、本質的な一要因としての時間の評価である。昔から、鋭い眼(イーグル・アイ)でひと睨みすれば、その神秘の力で充分に催眠は誘導できるといわれてきた。この誤った考えは実際のところ、いまだ正されていない。というのも、二分から五分あれば、催眠の深い神経生理学的変化、心理生理学的変化は誘導できるといった主旨の言説が最近の文献にも見られるからだ。劇薬の管理となれば、同じ著者でも、その効果が確認されるまでそれなりの時間待つだろう。話し言葉だからといって、ほぼ瞬時に得られる結果を期待するのは、科学的に正当な結果の妨げになる無批判なやりかたである。

　残念ながら、公に行なわれているワークの多くは、催眠の暗示には瞬時に効く無限の力があるという正当とは認められていない信念に基づいたものであり、催眠状態の被術者に見られる反応行動は、催眠状態にない人の反応行動と同様、時間という要因に左右されることが理解されていない。催眠状態の被術者はしばしば、ごくわずかな時間で自分自身を

心理的にも生理的にも完全に方向転換し、非催眠状態では通常不可能な複雑なこともやってのけるものだと思われている。

　被術者は時間的条件によってさまざまに変わり、その時間的条件は行動の型によって大きく変わるだけでなく、どのような準拠枠がそのとき働くかによっても大きく変わる。すぐに幻影が見えるようになる被術者でも、幻聴が聞こえるようになるのには比較的時間を要することがある。ある気分が催眠反応を促すこともあれば、妨げることもある。たまたま浮かんだ考えが、普段なら可能な催眠現象の発生を阻むこともある。著者は精神科医だが、この事実を知った被術者が、いつもならすぐに聞ける幻聴を聞けないようになったことが一度ならずある。

　催眠の重要な要因である時間を見落とし、事実上無視して、被術者ひとりひとりの要求をなおざりにするせいで、催眠研究には多くの矛盾が生じる。母集団のどれくらいが催眠に反応するのか、発表された数字を見てみると、全体の50ないし70パーセント、もしくは、それ以上と、幅がある。低い数字が出るのは、たいてい、催眠行動の発生における重要な要因である時間を無視するためだ。著者は、35年以上催眠に携わり、ゆうに3500人を超える被術者を診てきた経験から、被術者の個体性と時間が重要であることを強く確信している。著者の被術者の中で特によく催眠に反応できたひとりは、最初の深いトランスに入るのに30秒も要せず、その後、同じく迅速に催眠行動に移り、その行動は一貫して信頼に足るものであった。もうひとり、注目に値する能力の持ち主であった別の被術者は、なんとかトランスに入るのにさえ300時間の体系的ワークを要し、その後は、確実に有効な催眠行動を取るのに二、三十分の催眠誘導が必要だった。

　次に、深いトランスの性質とその誘導に関して、さらに具体的に論じようと思うが、特殊な技術的方法の説明をするつもりはない。被術者は常に不変というわけではないし、被術者がすぐにも必要とするもの、全般的に必要とするものは被術者ごとに異なる上、ときと場合によっても異なる。さらに、被術者の人格特性や能力はその被術者特有のものであり、予定しているワークの要求もある。こうした諸々の事情ゆえに、何から何まで厳密に定めた方法はとうてい提示しえない。しゃくし定規な

方法は、せいぜい、確実にある一定の結果を出せるかどうか、その有効性を確認するのに使えるくらいで、それ自体、そもそも有効性を測る一尺度であって、得られた結果の固有の性質を判断する方法ではない。
ミルトン・H・エリクソン著、ヘイリー編『深いトランスとその誘導』(1967, pp.7-11)

　というわけで、右利きの人が左上に眼球を動かしたときには直観像を思い浮かべていると前章で述べたのは、眼球のスキャニング・パターンに注意することによって相手の体験をおおいに理解できるようになるという事実、さらには、ある種の人びと（右利きの人）が左上に眼球を動かしたときには、過去の実体験を視覚的イメージとして意識しているという事実に注目していただきたかったからである。この方法は、感覚による区別をつけて体験を体系化し、催眠のコミュニケーションをより効果的に進められるようにするものとして、捉えていただければと思う。本来、非言語コミュニケーションを理解し利用するための特別な方法として提示しているのである。
　わたしたちが創り上げてきたさまざまなモデルのいずれのパターンについてもいえることだが、これは一種の一般化であり、すべての一般化と同様、ある時点のあるクライエントには役立たないこともあるだろう。したがって、わたしたちのモデルで提供されている一般化すなわちパターンが取り組み中のクライエントとの感覚的体験にマッチしない場合は、調整されるべきはパターンであって、人間の側ではない。
　さらにいえば、あなたは当然ながら褒められていい。クライエントに関する感覚的体験とパターンとがマッチしていないことを見抜く力があるということは、モデルに示されているパターンを自分のものにできているということ、つまり、学習がうまくいっているということであり、それ以上に重要なことは、感覚的体験という無限に豊かな世界にあなた自身の波長が合っているということだからだ。

technique 1

アクセシング・テクニック
言葉で過去のリソースにアクセスする

　アリゾナ州フェニックスのミルトン・H・エリクソン医学博士が繰り返し強調してきた原則のひとつは、クライエントは自らの過去の中に、適切に利用すれば望みどおりに変わるための基盤となりうる体験を有しているということである。この原則を受け入れるとしたら、次の問題は、どうすればヒプノティスト／コミュニケーション(ケータ)に関わる者として、望みどおりに変わるためのリソースとなりうるクライエントの体験にアクセスし、それを利用できるかである。本章では、それをやり遂げるための具体的なテクニックを紹介していこうと思う。
　情報の内的処理はいずれの表象システムでも発生する可能性がある。人間は過去のさまざまな4タップルにアクセスすることにより、言語から意味を創り出している、とわたしたちは理解している。たとえば、「慰め」という言葉が何を意味するかは、たいていの人が知っている。しかし、「慰め」という言葉の意味をどのように知るかを知っている人はどれだけいるだろう。名称すなわち言葉が発せられると、それはアンカーとなって、その名称をもつ4タップルを引き寄せる。わたしが「慰め」といえば、「慰め」という名称と結びついた過去のある4タップル、もしくは、複数の4タップルの集まりに、内的なアクセスが発生する。ある感覚、あるイメージ、ある音、ある香りに対して、無意

識レベルのアクセスがあり、これら4タップルのほんの一部にだけ、意識内でのアクセスがある。4タップルもしくはその一部が意識化されると、人は通常、なんらかの動作か眼球のスキャニング・パターンを使って情報にアクセスする。アクセスされた情報が、その言葉の意味である。

　ここで少しの間、コミュニケーションのもっとも魅惑的な一面に戻ってみよう。あなたがこうしてこのページに並んだ言葉を読むと、それらはあなたに意味を伝える。わたしたちがまさに意図した意味とあなたの理解する意味とが一致するかどうかはきわめて疑わしいが、あなたはわたしたちの語っていることについて、なんらかの「理解」はする。あなたがどの程度理解するかは、わたしたちがどれだけ伝えたか、である。

　言葉は過去の4タップルの引き金を引くラベルもしくはアンカーだと考えられる、とわたしたちは述べてきた。わたしたちが「慰め」という言葉をいうなり書くなりしたら、あなたはどのようにしてその意味を理解するのだろう。あなたやあなたの周囲の誰かが過去のどこかで慰めを感じていて、それにラベルを貼り、なんらかの体験に、いうなれば、アンカーを固定した、とわたしたちは理解している。たぶん、このことは何度も繰り返されただろう。そして、今、あなたの耳に届いたその言葉は引き金を引き、そうした過去の4タップルのいくつかに無意識レベルでアクセスする。

　無意識レベルにおいて、「慰め」に関する4タップルにアクセスがあると、その一部は意識化され、ごくわずかに慰めを感じたり、自分自身や誰かほかの人が慰めを感じていることがわかったりする。これは、無意識レベルでアクセスされた4タップルに働くRオペレータで表わすことができる。

　意味は、過去の体験の総計を材料にして、現在の体験の中で作られる。わたしたちはしばしば、過去の体験を言葉にしながら、無意識レベルにおいて関連の4タップルすべてにあまりに効果的にアクセスするせいで、無意識にアクセスした体験が現在の行動の中にこぼれ出て、それを再体験する。たとえば、過去の夫婦げんかをあまりに鮮やかに描写するカップルは、結局またけんかをすることになる。こうした現象の例として、エリクソンは自分自身に起きた出来事を紹介している。

　　十年ほど前にフロアシフトの車でロッキー山脈を旅したときのことを事

細かに友人に語りながら、著者はコラムシフトの車を運転していた。変速レバーがハンドルの近くにあるこの車にはもう5年以上乗っている。ふと気づくと、信号が赤だ。著者は右手で必死にフロアの変則レバーを探り、ギアをニュートラルに切り換えようとした。友人はそれを見て、仰天した。車は、ブレーキを踏み込みエンジンを切ってなんとか停止したが、そこでやっと、過去の旅の記憶があまりに鮮明かつ克明だったために、認識されていない運転関連の運動記憶の領域にまでその影響が及んでいたことに気づいたのだった。

ミルトン・H・エリクソン著、ヘイリー編『催眠』より「混乱技法」(1967, p.134)

　言葉は、過去の4タップルを誘発するアンカーであるという点で、コミュニケーションの役に立つ。「馬」という言葉は、馬に関するなんらかの体験——見たことがある、触ったことがある、鳴き声を聞いたことがある、においを嗅いだことがあるなど——があれば、直接それを経験した場合でも、映画や絵画を通して経験した場合でも、有意である。馬や馬を表わすものと接したことのない人は、その単語に意味を見出すことはないだろう。そういう人と言葉を使ったコミュニケーションを取っているとしたら、馬の説明はたぶん、それは大きくて、四つ足で、すごく速く走って……といったものになり、聞き手は、四つ足の大きな動物と速く走る動物に関する過去の体験にアクセスし、話し手が伝えようとしている意味を想像しようとするだろう。

　ユニコーンは存在しない。しかし、「ユニコーン」という言葉の意味は、馬のイメージとイッカク〔長い牙をもつ小型の鯨〕の牙あるいは角を結びつけることによって理解することができる。したがって、この種の構築的イメージは、まさに一次体験がそうであるように、理解のための基準構造として役立てることができる。

　ヒプノティスト／コミュニケーターにとってこれの意味するところは、いかなる体験も——内的に発生したものであれ外的に発生したものであれ——未来の理解と行動のための正当な基準構造として役立てることができるということである。さらに、過去の4タップルをいくつか結びつけて新たな4タップルを創り出し、理解や学習、行動のための未来の基盤として役立てることもできる。

アクセシング・テクニック

　これは、催眠を使ってクライエントの変化を促す（心理療法の）プラクティショナーにとって、もっとも重要なパターンのひとつである。

　ヒプノティスト／コミュニケーターは、望みどおりの変化を必要としているクライエント自身の過去の中にリソースを見出し、それにアクセスして固定もしくは安定させるが、まさにそのために必要なツールを提供してくれるのが、アンカリング（言語的なアンカリング、非言語的なアンカリング共）とトランスデリベーショナル・サーチ／TDサーチの概念である。

　しばし脇道にそれるが、本書第Ⅰ巻のTDサーチについて述べた部分を振り返ってみようと思う。まず憶えておいていただきたいのは、言葉によるパターンはすべて、アナログ・システムの中にそれに対応するものをもっているという重要な事実である。たとえば、全表象システムに対応するものをもつ言語現象、削除について考えてみよう。無意識のモデリングの論理的に当然である部分——わたしたちが入手できることの多く——は削除される。これを理解する方法としては、4タップルに働くRオペレータを考えるといい。TDサーチの概念も、アナログ・システムの中に対応するものをもっている。まずは、言語パターンという文脈の中でそれをざっと復習しよう。

第Ⅰ巻より　　　　　　　　　TDサーチ——不特定指示指標を使う

　わたしたちはある一連の言語処理戦略を使って、周囲の人びとと日常的なやり取りをしている。この戦略のおかげで、相手の使う単語やフレーズやセンテンスの意味を相手の話から引き出せるのだが、こうした戦略は、心理言語学者が研究する分野である（たとえば巻末参考文献のBeverやSlobin参照）。

　エリクソンはこの言語処理メカニズムを、クライエントの意識・無意識双方とのコミュニケーションを可能にする形で利用することに成功している。彼は基本的に、通常の意識状態での処理メカニズムを作動させる英語の表層構造をクライエントに提示して、これをやり遂げているが、同時に、意味を回復させる他のいくつかのプロセスも作動させ、クライエントの心の——意識部分ではなく——無意識部分が使える意味を発生

させてもいる。……そこで、まずは、こうした技法の理解に欠かせない基本的な言語学的特徴を復習するところから始めようと思う（詳細な論考は『魔術の構造』第Ⅰ部補遺A参照）。

あらゆる自然言語のいかなるセンテンスにも、はっきり区別できるものがふたつ表現されている。ひとつは、それが実際にどのように聞こえるか（書かれたものなら、実際にどのように見えるか）を示すもので、**表層構造**と呼ばれ、今ひとつは、その意味を示すもので、**深層構造**と呼ばれている。たとえば、誰かが次のセンテンスをいったとしよう。

　The window was broken.
　窓ガラスが割れていた。

表層構造は、話し手が発した実際の音が表現するものであり、書かれたものなら、上記のように表記された文字となる。さらにこのセンテンスは、それのもつ意味というもうひとつの表現——深層構造——とも結びついている。この場合の深層構造は以下のように表わすことができる。

　PAST（BREAK［someone, window, with something］）
　過去（割る［誰かが、窓ガラスを、何かで］）

この深層構造の表示は、英語を母語とする者がもつ直観的知覚を表わすためのもので、わたしたちが上記の表層構造を耳にすると以下のように理解することを示している。

（a）なんらかの出来事が過去に起きた。
（b）その出来事は、以下の部分から成る複合的なものだった。
　「割る」という行為が以下の三者の間で発生した。
　　　　a．**主体**　——　割るという行為をした人、もしくは、物。
　　　　　　　　　　　　ここでは「誰かが」と表現されている。
　　　　b．**対象**　——　割れた状態になっている人、もしくは、物。
　　　　　　　　　　　　ここでは「窓ガラスを」と表現されている。

c．**手段** ── 割るという行為をするために用いられた物。
　　　　　　　　　　ここでは「何かで」と表現されている。

　注目していただきたいのは、たとえ深層構造のすべてのパーツが表層構造に表現されていない場合でも──この場合は主体と手段が表現されていない──英語を母語とする人は、このセンテンスの理解に使える情報をこれだけもっているという点である。
　このように、表層構造はそれと結びついた深層構造とは異なるものになる可能性があるわけだが、そうなるプロセスは、変形言語学者が研究する領域である。言語学者たちは、変形と呼ばれる形式に関わる一連のマッピング操作を仮定し、それが深層構造と表層構造の違いを正確に規定するとしている。ひとつの深層構造をその表層構造につなぐ全プロセスは 派 生（デリベーション） と呼ばれている。

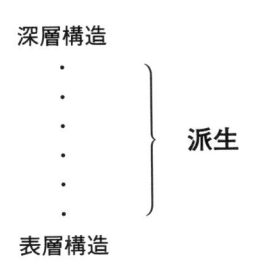

```
              深層構造
                ・
                ・
                ・  ⎫
                ・  ⎬  派生
                ・  ⎭
                ・
              表層構造
```

　こうした基礎的な言語学的特徴を念頭に、いよいよパターンそのものの説明に進もうと思う。
　　　　　　　　　　　　　　　　　　　　（本書第Ⅰ巻、pp.248-251）

technique 2

トランスデリベーショナル・サーチ
五感を通じて深層のリソースにアクセスする

　　　　　　　　　前章にひきつづき、本書（第Ⅰ巻）で述べた「トランスデリベーショナル・サーチ」の解説を以下に引用する。

第Ⅰ巻より　　　　　　　　　TDサーチ——不特定指示指標を使う

　エリクソンには、クライエントがトランス状態にあるときにも、「通常」の気づきの状態にあるときにも、好んで使う方法がいくつかある。そのひとつが、ストーリーを語って聞かせることである。このストーリーはたいてい、「以前に診た患者さんなんですがね……」と始まる。そして、今話をしている相手に関わってくるはずの体験を、ときに事実に基づき、ときに即興で語っていく。そのストーリーにどれだけ直接的な関連性をもたせるかは、エリクソンが自分のコミュニケーションの中でどれだけ直接的であることを望んでいるかによって決まり、これは通常、クライエントのトランスの深さによって決まってくる。エリクソンが採用していた原則は、「クライエントは、ストーリーの関連性にぎりぎり気づかない場合に、もっともよく反応する」である。

　以下は、トランスデリベーショナル・サーチ／TDサーチの一例で、不特定指示指標を使うことによって現れる意味を探っている。まず、エリクソンが次のセンテンスをいったとしよう。

トランスデリベーショナル・サーチ

あなたは……の角に目の焦点を絞ることができます……

このセンテンスの「あなた」という名詞は、クライエント——エリクソンが語りかけている人物——の指示指標であり、クライエントは、エリクソンが「あなた」という言葉によって自分のことをいおうとしていることを意識する。しかし、もしエリクソンが以下のようにいったとしたら、どうだろう。

以前に診た患者さんなんですがね……

クライエントの通常の言語処理メカニズムは、その表層構造から深層構造の意味を引き出すが、そこにはクライエント自身に言及する名詞がない。では、同様に、以下のフレーズをクライエントが聞いたとしたら、どうだろう。

人は学習の機会を**最大限活用する**ことができます……
ある男性が**以前まさにその椅子に座って、落ち着かない気分**を味わいました……
あるウェイトレスは自分自身のために大切なものをひとつ**もちたいと思いました**……

クライエントは自分自身で深層構造を構築するが、やはりその中に、一パートとしての自分自身の指示指標をもつ名詞は含まれない。しかし、エリクソンの行動や、彼がクライエントから確実に受け取る反応からだけでなく、わたしたち自身の体験や、わたしたちがいつもクライエントから確実に受け取る反応からも、無意識レベルで発生するちょっとした言語処理はまだほかにもある、とわたしたちは確信している。

自分自身の体験を体系化するときにも、また、エリクソンのワークをモデル化するときにも、もっとも有用なモデルとして助けになっていると思うのは、TDサーチ・モデルである。これは以下のように機能する。

(a) クライエントがある適格な表層構造を聞く。
(b) クライエントはそれに結びついている深層構造を回復し、その深層構造の意味を知るが、それには、自分に対する直接的な指示がない。
(c) クライエントは無意識レベルでTDサーチを開始し、自分の現在の体験にもっと関連性のある別の深層構造を探す。

　この最後のステップにはさらに説明が必要である。クライエントは行き当たりばったりに別の深層構造を生成するわけではない。最初に回復した深層構造と体系的に関連したものを生成している。具体的にいえば、形式は最初の深層構造と同一で、名詞を、自分の現在進行中の行動の一部を取り上げる指示指標と交換して、最大限自分自身に関連のあるものにするのである。
　例を挙げて説明しよう。たとえば、クライエントが以下の表層構造を聞くと、

　　People can make the most of learning opportunities.
　　人は学習の機会を最大限活用することができます。

通常の言語処理メカニズムが働いて、それに結びついた深層構造が導き出される。

　　POSSIBLE（**MAKE MOST**［Every（people, learning opportunities）］
　　可能（最大限活用する［あらゆる（人が、学習の機会を）］）

　ここまでの全プロセスを図にすると、以下のようになる。

POSSIBLE（MAKE MOST［Every（people, learning opportunities）］
可能（最大限活用する［あらゆる（人が、学習の機会を）］）

```
  ·
  ·  ⎫
  ·  ⎬ 派生1
  ·  ⎭
  ·
```

People can make the most of learning opportunities.
人は学習の機会を最大限活用することができます。

　クライエントはここで TD サーチの原則に従って、別の深層構造を探す無意識のプロセスを開始する。目ざす深層構造は、最初に回復した深層構造と形式が同じで、指示指標が不特定な元の深層構造の名詞の位置に、自分の今の体験に関連した指示指標付きの名詞を置き換えたものである。元の深層構造には、クライエントの今の体験に関連した指示指標を含まない名詞がふたつあるため、新たに生成される深層構造は、形式は元の深層構造と同一ながら、それらの位置に別の名詞が入ったものになる。たとえば、以下のようになる。

POSSIBLE（MAKE MOST［I, this specific learning opportunity］
可能（最大限活用する［わたしが、この具体的な学習の機会を］）

　つまり、これは、最初に回復した深層構造に一致する複数の深層構造のひとつで、これには以下の表層構造が結びついている。

I (the client) can make the most out of this leaning opportunity.
わたし（クライエント）はこの学習の機会を最大限活用することができます。

　クライエントはこのように TD サーチを使い、自分の今の体験に最大限関連のある意味を発生させる。エリクソンはこの技法を使ってクライエン

トの現在進行中の体験をうまくペーシングし、それによって、クライエントが自らのために最大限自由に意味を創り出すことでコミュニケーションに積極的に参加できるようにし、クライエントがそれと気づくような指示の出し方をしないようにしている（抵抗せよという指令がエリクソンから出ていないため、「抵抗」も発生しようがない）……

　換言すれば、クライエントはエリクソンが発した表層構造に対応する深層構造を回復し、それと形が一致する深層構造を、指示指標をめぐって次々と生成して、その中から、自分の今の体験にもっとも強く関連するものを選択するということである。　　　　　（本書第Ⅰ巻、pp.251-255）

　では、ここで本題にもどり、この概念を明確にアナログ・システムにまで拡大して、この状況における聞き手が適格な深層構造のみならず、それらの出所である４タップルも発生させているという点について述べたいと思う。つまり、言葉は、過去の４タップルを誘発するアンカーであり、一連の４タップルから成るフレーズはさまざまに結合して、意識的理解および無意識的理解の有意義なパターンとなるのである。

　わたしたちが質問をするのは、基本的に、質問に答えることによってTDサーチの結果を意識してほしいからである。たとえば、わたしがあなたに、ミルトン・H・エリクソン医学博士に初めて会ったのはいつかと訊ねたとしよう。もしあなたが、視覚の表象システムが優位に働くタイプなら、まずミルトンを思い描き、次いで一連の背景をぱらぱらと見て、ついにはこれだというものを見つけるだろう。もし触運動覚の表象システムが優位なら、なんらかの感覚が生まれ、それが引き金となり、エリクソンとの体験の確認に役立つ場所と時間とに結びついた体感覚が発生するだろう。また、もし聴覚の表象システムが優位なら、ミルトンの声の響きが聞こえ、周囲の物音に耳を澄ませて肝心の時と場所を見つけ出そうとするだろう。これらはすべて、アナログ・システムにおけるTDサーチの例である。言葉は、過去のさまざまな４タップルのアンカーとして働き、意識レベルにおいても無意識レベルにおいても、それらの４タップルを結合して「新しい意味」を作り、あるいは、手つかずの過去の記憶（４タップル）のまさに引き金を引き、理解へのアクセスに役立っている。

しかし、過去の4タップルを誘発するアンカーは言葉だけではない。いかなる過去の4タップルのいかなる変項のいかなる部分も、完全な過去の4タップルにアクセスするためのトリガーとして役に立つ。あなた自身の体験をチェックしてみよう。お年寄りの家を訪ねたとき、その匂いから、自分のおばあさんの家の思い出が蘇ってきたことはないだろうか。あるいは、通りを歩いているとき、刈ったばかりの芝の匂いから、子供のころに父親が芝を刈っていたときのことを思い出したことはないだろうか。4タップルの嗅覚の変項は、TDサーチで別のリード・システム／誘導体系を選択し利用してみてはっきりしたが、時空をすばやく移動するのに、常にもっとも強力な効果を発揮する。自分の毛布やクッキー、おばあさんの家の匂いをクライエントにかいでもらうと……あっという間に深い年齢退行が発生する。嗅覚神経路は知覚神経路の中では唯一、視床部分を通らず、直接皮質に神経を伸ばしている。

　あなたは、誰かに会って旧友を思い出し、その旧友と過ごした楽しい時間について考えたことはあるだろうか。夫婦が、「あの人たち、わたしたちの歌を歌ってる」ということがあるが、それはつまり、その歌は、別の時空の4タップルをもつ記憶にアクセスするアンカーであり、たぶん恋に落ちたときの過去の4タップルに付随した喜びにアクセスするアンカーだといっているのである。家族のアルバムに収められた写真、コカコーラのコマーシャルソング、映画の音響効果などはいずれも、現代の文化ではありふれたアンカーの例だ。TDサーチは、ごく自然に、かつ、たいていは無意識に行なう行動に共通する機能であるため、わたしたちのトレーニング・セミナー参加者も、最初はその特定に多少は苦労する。

　読者の中には、次のような経験をおもちの方もいるだろう。いざ出かけようとしたら、車のキーが見つからないというケースである。その場合に行なわれると思われるTDサーチは以下のようになる。まず、言葉を使って（TDサーチでのリードはA^d_a）キーのありかを誰か知らないかと訊ねるだろう（本質的には、他者にTDサーチをしてもらうということである）。次に、キーを置いた場所を思い描こうとするかもしれない（リードはV^i）。それから、キーを置いたときに生じた音を思い出そうとするかもしれない（リードはA^i_t）。それでもだめなら、ドア（確かにこのときはまだキーをもっていたとわかっている場所）まで歩いていき、家に入り直し（リードはK）、最後にキーをもっていたときの時空座

標から再び運動プログラムを作動させるだろう。

　体験にアクセスして体系化する際に、4タップルの変項（A_d、A_t、V、K、O）をリード・システムや表象システム（LオペレータやRオペレータ）として使う戦略は、自分の意識を変える自由があるということが前提になっている。わたしたちが自分の体験からそう信じるようになるのは、言葉——すなわち、完全なる等価の複合観念の A_d 部分（単語＋言語の意味部分に当たる4タップル）——を理解するようになったときである。一般的に、わたしたちが意識領域で体験するのは、自分がもっとも高く評価している表象システム（Rオペレータ）内の4タップル部分のみである。

　わたしたちは、ヒプノティストとしてクライエントやセミナー／ワークショップ参加者に深いトランスに入ったことがあるかどうかを訊ねるようになったとき、まず、ひとつの過去の4タップル全体に言及すると、それ全体へのアクセスが生じるのではないかと思うようになった。同じく講演では、アリゾナ州フェニックスのミルトン・H・エリクソン医学博士に会ったことがあるかどうかをしばしば訊ねたものである。わたしたちが話していた相手は、この質問にイエスと答える前に、もしくは、そう答えると同時に、即、トランスに陥るのが常だった。相手の左腕をもち上げてみると、カタレプシーは明らかで、いくつか暗示をかけると、トランスは簡単に深まった。

　わたしたちはそれ以前にミルトン・H・エリクソンから教えられ、クライエントが深いトランスに入った場合には、後日有用だとわかった場合にすぐ深いトランスに入れるよう、再び誘導する際の合図を与えておくといいということもわかっていた。この再誘導の合図は、単語でも、こちらの声に加える特別な音調でも、手首を握るというような体感覚でもよかった。実際のところ、深いトランスに関する4タップルの、いずれの変項のいずれの一部分でもよかった。

　わたしたちは最初、これらは単純な後催眠暗示だろうかと考えた。しかし、後催眠暗示をかけるとは、どういう意味なのか。結局、わたしたちは今、再誘導の合図は特別なタイプのアンカー——深いトランスの4タップルにアクセスするためのアンカー——だと考えるほうがずっと有用だと考えている。そう考えると、なぜ後催眠暗示の健忘が可能なのか、説明がつく。それらは4タップルであり、「～Rシステム」内にある4タップルのためのアンカーであり、ゆえに、充分に分離されているせいで、クライエントの通常のRオペレータに

よる意識的なアクセスが叶わないのである〔「〜Rシステム」については本書77頁〜参照〕。

　トランスに入った被術者の後催眠行動と、握手をする、タバコに火をつける、ページをめくる、電話に答えるなどといった一般の人々が行なうTOTEは、きわめてよく似ている。いずれの状態も、行動を遮られると一瞬反応がなくなり、もしトランスが役立つ状況であれば、トランスはあっという間に簡単に誘導することができる。いずれの場合も、瞳孔の拡大は明らかで、クライエントの腕をもち上げると、カタレプシーが明らかになる。

　実際、センテンスの中の単語を、声の調子、イメージ、感覚のいずれかでマーキングすることによって、指定した体験と結びついた4タップル全体にアクセスできることもわかった。たとえば、ある晩の遅い時間のセミナーで、集中が必要な状況であるにもかかわらず、何人かの受講者が疲れてうとうとし始めたことがあった。そこで、著者のひとりが、「今夜の受講生の中に、とびきり**シャンとしている**人がおられるが、お気づきでしょうか」と全員に向かって訊ねたところ、全員がシャンとした（「シャンとして」の部分だけ、特に大げさな口調に変えたのである）。

　エリクソンは以下の抜粋で、触運動覚によるTDサーチをトランス誘導として活用した見事な例を詳細に語っている。青年は、自ら望んだ4タップルの中のK変項にアクセスして時空をさかのぼったが、エリクソンがどのように青年に指示を出し、それを実現させたかに注目していただきたい。

> エリクソンの論文より
>
> 　トランス誘導の方法には、もうひとつ、きわめて高度なテクニックを要する複雑なものがある。それはあの夏に開発され、多様に形を変えて繰り返されたが、何がどうなっているのか、当初はまったくわかっていなかった。
>
> 　16歳のその青年は定期的にミルクを運ぶ馬車の御者で、それまで一度も催眠状態に入ったことがなかった。青年に与えた指示は、椅子に静かに座り、毎日ミルクを馬に引かせてたどる20マイルの道中での出来事をそっくり思い出しながら、体に生じる感覚をすべて、声に出さずに

心の中で振り返るようにというものだった。そのほかには、人は名前や場所、物事、出来事を思い出せるが、それとまったく同じように、体に生じるあらゆる種類の感覚も思い出せるものだという説明もした。

　青年はいよいよそれをしようとしていた。静かに椅子に座り、目を閉じ、手に握った手綱や、馬車や御者台の動きを感じながら、街道を進む自分自身を想像しようとしていた。

　ほどなく青年の手や体が、実際に馬を走らせていることを示唆するような動きに変わっていくのがわかった。と、青年はふいに両足を踏ん張り、体をそらせ、手綱を強く引いているような格好になった。「今、何をしているのですか？」とすぐ訊ねると、彼は目を開け、「コールマン坂を下りているところです」と答えた（著者自身も同じミルク馬車に乗って同じルートをしばしばたどっており、その曲がりくねった急坂を下りるときの独特の手綱さばきを知っていた）。

　青年はその後、目を開けてはいたが明らかに夢遊性のトランスにあり、椅子に座ったままとはいえ、一見して馬車を操っているとわかる動作で今度は右に曲がり、次は左に曲がり、ミルク缶をもち上げているかのように肩を押し上げ、実際にいつものルートを進むプロセスを存分に追体験し、ゆっくりと長い道程をたどった。著者も同じルートをたどった経験があったので、ルートに沿った進行状態を即座に把握することができた。

　しかし、農場が一軒もない平坦な道路が広がるある場所で、青年は手綱を引く動作をずっと続け、「どうどう！」と呼びかけつづけた。前進するようにいっても、「できない」と答える。その後も何度も前進するように誘導しようとしたが無駄に終わり、返ってくるのは常に「できない」という言葉だったので、なぜできないのかと訊ねると、短く「ガチョウだよ」という返事があった。著者はたちまち思い出した。自分がそこを通ったときにも、まれにガチョウの群れがミルク馬車の通る時間に合わせたかのように一列になって街道を横切り、別の池に移動していったため、行く手を阻まれたのである。

　この最初のトランスは数時間続き、青年はその「旅」の出来事をすべて体験していった。それを途中でさえぎるのは無理なように思われた。

帰宅して私道に入るまでは、トランスを終わらせることはできそうになかった。

　この特別な旅は、その後も同様に誘導されたトランスで繰り返され、似たような結果を出した。青年には、別の旅も何度か追体験するよう指示した。そのいずれの追体験でも、ガチョウに遭遇することはなかったが、ある追体験では、必ず決まった場所で馬たちを休ませることになっていたのに、彼がそれを無視していたことが明らかになった。

　このワークを行なっていたとき、トランス誘導のテクニックとして触運動覚の記憶やイメージを使っているという認識は、著者にはなかったが、その後、いずれの感覚的モダリティもトランス誘導の基本プロセスとして利用可能なのではないかという点について体系的に調べることになり、得るもの大であった。
ミルトン・H・エリクソン著、ヘイリー編『手の浮揚および他の観念運動技法の歴史に関する覚書』(1967, pp.89-90)

わたしたちは上記のエリクソンの締めの言葉を強調したいと思う。

　……いずれの感覚的モダリティもトランス誘導の基本プロセスとして利用可能なのではないかという点について体系的に調べることになり、得るもの大であった。

　はっきりいえば、わたしたちが今紹介しているモデル内で、「TDサーチの概念を、言語系（A_dオペレータ）から4タップルの全変項（A_t、K、V、O）に到るまで広く適用する」という言い方をしているのは、まさに、「……いずれの感覚的モダリティも……利用可能なのではないかという点について体系的に調べることになり、得るもの大であった」という点を述べているのである。
　本書の読者の中でゲシュタルト療法のワークをじかに体験したことのある方々は、ゲシュタルト療法で生じるパターンと同形のパターンがあることに気づくだろう。クライエントが現在の時空座標でうまく対応できないでいることに気づいたゲシュタルト療法のセラピストは、たいてい次のような指示を出す。

では、その感情をもちつづけてください……いえ、むしろ、それをさらに強めて、かつて自分がそれとまったく同じ気持ちになった別の出来事に戻ってみましょう。

　これは、本質的には、現在進行中の４タップルのＫ変項をＴＤサーチのリード・システムとして使い、同じ体感覚を味わった過去の４タップル一式に（Ｋを働かせた状態で）アクセスするよう、クライエントに指示しているのである。その過去の４タップルは「未完の仕事」であり、そのせいでクライエントは、現在という時点に留まって創造的に対応するという選択肢をもてなくなっているのだ。いわゆるボディ・セラピーは、アクセス方法としてＫ（触運動覚）系を利用する好例である。
　ＴＤサーチは常に作動している。おおかたの日常的状態が内的に発生した体験と外的に発生した体験との混合であることが、これで説明がつく。実際のところ、著者たちがコミュニケーション分野で行なっているワークの大半は、コミュニケーターがアップタイムの状態——ＴＤサーチをしていることにはまったく無意識でありながら、反応は調和と創造性を保っている状態——をキープできるような具体的方法を提供するためのものだと理解していただいてかまわない。アップタイム状態にあれば、自らの注意の「７±２チャンク」を外的に発生した体験に集中させて使うことによって、最大限の感覚的体験を味わうことができる。一例として、『魔術の構造』第Ⅰ部で紹介している言語のメタ・モデルを取り上げよう。
　言語パターン一式から成るこのモデルは、コミュニケーター／セラピストが、内容(コンテンツ)に反して用いられたクライエントの言語形式を見きわめ、それに対して適切な質問をし、クライエントと言葉をやり取りしながらクライエントの問題に取り組めるよう、設計されている。したがって、クライエントが「怖いんです」といった場合には、聞き手は統語的な削除のパターンを見きわめ（『魔術の構造』第Ⅰ部第３＆４章参照）、その表現に欠けている部分を訊ねる。つまり、「具体的に何が怖いんですか？」と訊ねる。こうすれば、コミュニケーターの対応はコンテンツ・レベルで話を理解するのにふさわしいものとなり、ダウンタイム状態——コミュニケーター自身の内面でＴＤサーチを行なう状態——に

なるのを回避できる。

　このメタ・モデルを学んだセラピストには、クライエントの言葉（削除のあるセンテンス）に効果的かつ創造的に対応できるTOTEモデルがあるため、怖いというのがどういう感覚なのかを想起せざるをえないという状況が発生しない。つまり、クライエントが「怖いんです」といったときに、過去の恐怖体験やその気持ちにアクセスして対応する必要がないのである。

　セラピストはこうした選択肢をもつことで、セラピーの目的に合わせて有効に機能することができる。具体的にいえば、第一に、自分の体験とクライエントの体験との混同——従来の言い方では、投影および逆転移——を避けることができ、第二に、常にアップタイム状態を保って感覚的体験に注意を払い、クライエントが差し出しつづける重要なアナログ・メッセージをひとつ残らず見つけることができる。ダウンタイム状態に陥ると、その間のコミュニケーションは失われる。クライエントの力になり、強力で継続的な変化をもたらそうとするのであれば、メッセージはひとつたりとも見逃していいはずがない。

　先に述べたように、新たな学びの大半は、本来、すでに利用可能な無意識のTOTEが別の形に配列され、新たなコンテンツが生まれた状態をいう。いかなる種類の助けであれ、助けを求めてやってきたクライエントには、変化を起こし、目標を達成するために必要なリソースがすべてそろっている。このことをヒプノティスト／セラピスト／コミュニケーターとして知っておくことは、きわめて大きな力をもつ。

　クライエントは、すでにあるリソースを特定のニーズに役立つ形で体系化するのを、コミュニケーターとしてのわたしたちに助けてほしいと思っている。誰しもこれまでの人生のどこかで、今望んでいる変化を達成するのに必要なまさにそのリソースを発揮している。このことをヒプノティストが理解しておくことは、実に重要である。

　たとえば、いわゆる深いトランスでの肯定的な幻覚および否定的な幻覚という現象について考えてみよう。わたしたちは子供のころ、ひとつの学習法として、あらゆるシステムで自在に幻覚を起こしていた。ままごとしかり、カウボーイごっこしかり、インディアンごっこしかり……。否定的な幻聴（実際に誰かが話すのを聞くことではない）は、たいていの人の日常生活の大半を占めている。ヒプノティストに求められているのは、放っておけば非生産的なこれらの

能力を、具体的な目的にぴったり合う形で発揮できるよう、催眠を通して体系化することだけだ。

　コミュニケーターとしてクライエントに対し、たとえば、過去にこの上なく創造的だった五つの時点にアクセスして、それらの4タップルに「創造的なパート」という言葉によるアンカーを設定するよう、指示を出したとする。このとき、わたしたちはクライエントが自分の体験と学びを体系化して〈創造的なパート〉を創り出せるよう、手助けしたのである。のちに、この創造的なパートを使うようクライエントに指示すれば、言葉のラベル、すなわち、アンカーは過去の創造的な4タップルの共通部分にアクセスすることになる。セラピストは概してこうしたやりかたで過去の体験を再編し、クライエントが現状にうまく対処できるよう、手助けする。

　セラピストの指導によって「創造的なパート」を利用する体験は、その後、未来の基準構造としてなんらかの意味づけに役立つことになる。まさに「ユニコーン」という言葉と同じである。名前をつけてパートをアンカーするというやりかたは、当然ながら、リソースをアンカーして再編成するための一方法にすぎないが、クライエントの意識と取り組む際には優れた選択肢となる。

　アンカーはこっそり設定することもできる。クライエントは自分とヒプノティストとのコミュニケーションのほんの一部にしか気づかないからだ。ヒプノティストはクライエントの「〜R」となる表象システムのいずれかの中でアンカーを選び（アナログ・マーキングし）、秘かにアンカリングをしてもかまわない。クライエントが無意識的に4タップルにアクセスしている間に、視覚や触運動覚、聴覚を使ったアンカーを設定することもできる。クライエントが過去の創造的な瞬間を語っているときに、クライエントの体の一部に触れて（たとえば、ひざをきゅっと握って）4タップルをアンカリングし、クライエントに役立つリソースを創るというやりかたもできる。アンカーの利用は、秘かに行なおうとも、はっきりわかるように行なおうとも、クライエントと共にワークを行ない変化をもたらそうとする者にとって、もっとも重要なツールのひとつである。

　エリクソンは長年こうした可能性を体系的に探りつづけてきたが、その間、表象システム（A_d、A_t、V、K、O）のすべてを利用している。現在は車椅子を使わざるをえない状況であるため、選択肢はいくらか減じている。わたしたち

はエリクソンのワークを実際に体験して、彼がもっとも重視し、もっとも頻繁に使うアンカリングは、言葉によるもの（A_d、ことにメタファー、本書の続編のテーマ）と、声の調子とテンポ（A_t）、姿勢の変化によるものであると考えるようになった。

最後に挙げた姿勢の変化は、特に興味深い。クライエントはエリクソンとのコミュニケーションの最中に目を開けると、エリクソンの体の体系的な動きを無意識レベルで視覚的に感じ取り、目を閉じると、エリクソンの声の位置が変わるのに合わせて聴覚的にそれを感じ取る。これはコミュニケーションの特徴としてはきわめて繊細なものであり、たいていの人が意識的に認識できる範囲を越えている。それゆえ、この上なく強力なアンカリグとなる。

要約すれば、TDサーチとアンカリングというツールは、クライエントがなんとかして変わりたいと助けを求めてきたとき、その達成に必要なリソースを正確に見つけ出し、それにアクセスして安定化を図るための基本のテクニック・セットだということである。TDサーチの概念を、言語系から4タップルの全変項へと広く適用することによって、あなたはヒプノティストとして、クライエントが必要なリソースにアクセスするのを手伝うときの手順に関して、強力でシンプルでエレガントな選択肢一式を手に入れる。アンカリングを活用することによって、それを秘かに行なうのであれ、あからさまに行なうのであれ、TDサーチでアクセスするリソースの安定化に役立つテクニックを完備し、クライエントが望む新たな選択肢の創出にそれらを役立てることができる。

TDサーチとアンカリングは、誰もがたいてい無意識のうちにやっている生得の意味づけプロセスから取り出した完全に規則的なパターンであり、そういうものとして、ふたつの強力な特性をもっている。ひとつは、それらが現在進行中の無意識のプロセスを最大限にペーシングしているということ、つまり、わたしたちが無意識に使っているプロセスを明確に表わしたものだということである。これは、すべてのペーシングのパターン（とりわけ無意識のプロセスをペーシングするパターン）と同様に、それらがコミュニケーションの強力で効果的なツールであることを保証している。

今ひとつは、TDサーチとアンカリングがふたつの型もしくはパターンを表わす名称だということである。型を表わしているということは、事実上、無限にあるともいえる催眠によるコミュニケーションの選択肢を代表しているとい

うこと、つまり、どのようなコンテンツにも簡単に適応しうるということである。

　最後にもう一点。明敏な読者はすでにお気づきだろう。TDサーチと呼んでいるパターンは、ある特定のリード・システム（Lオペレータ）を使って体験にアクセスし、それを体系化するプロセスを示す名称である。

　次章では、4タップル・モデルにつける最後の区別、一貫性の区別について述べようと思う。たとえば、あなたがヒプノティストとしてクライエントに、「きわめて創造的だといえる状態になったことがありますか？」と訊ねたときに、クライエントが言葉では「イエス」と答えながら、同時に首を横に振って「ノー」を伝えた場合、コミュニケーターはただアンカリングをするだけで済ますわけにはいかない。クライエントの複数のパートと、同時にコミュニケーションを取らなくてはならなくなる。そういうわけで、次章では、4タップルの次の区別、Cオペレータを取り上げる〔Cは「一貫性」を表わすCongruencyの頭文字〕。

　クライエントはしばしば、複数のパートがいっときにコミュニケーションを取っている状態になる。そのときのコミュニケーションはすべて、クライエントの体験を表わすものとして有効であり、有用である。複数のメッセージ——ことに互いに対立するメッセージ——を提示するクライエントとのコミュニケーションの取り方を知るために、有能なコミュニケーターには、クライエントの体験を体系化する方法が必要である。

C オペレータ
言葉と行為、一貫性を感じ取る

　意識の限界が理解できれば、無意識に行なわれる行動プログラミングがいかに必要で、いかに有用かを理解できるようになる。ある時点（t_1）において、ある人に生じた体験、それが４タップルである。Ｒオペレータは、その４タップルのいずれの部分が意識上に表現されるのかを決定する。残りは記憶の中に保存され、のちに意識的なアクセスも可能だが、その４タップルが発生した t_1 の時点では、意識上に現れない。

　この選択的な認識プロセスは必要でもあり有用でもあるが、人間に関するモデリングの他のいずれの有用なプロセスもそうであるように、当人を動けなくするような形で使われることもある。Ｒオペレータが体験に働くおかげで、わたしたちは人間として、なんとかさばけるだけの情報を処理できている。しかし、もし身体的な危険を知らせるような重要な情報を削除する方向でＲオペレータの稼働体系が組まれると、意識化に関するこの無意識の選択はマイナスの結果をもたらさないとも限らない。

　ともあれ、本章の目的を考えると、ある時点 t_1 において、４タップルにはＲオペレータと〜Ｒオペレータ双方があるという点を指摘すれば充分であり、それは以下のように書き表わすことができる。

$$R \langle V、K、A_t、O \rangle \longrightarrow (V)$$

および

$$\sim R \langle V、K、A_t、O \rangle \longrightarrow (K、A_t、O)$$

 いくつか例を挙げると、もっとわかりやすいだろう。
 ジョエルは妻のマーサに向かって乱暴にいった。「おい、夕飯、すごくうまかったぞ」 マーサは夫に向き直っていう。「何よ、自分のほうがもっとうまく作れるって思うなら、自分で作ればいいでしょ」 マーサが部屋を出ていこうとするので、ジョエルがいった。「なんだ？ どうしたんだよ。うまかったっていったのに」 彼の声は怒っていたが、顔の表情はおどおどしていて、手のひらは上を向いていた。ジョエルは著者の一方を向き、肩をすくめた。
 この種のやり取りは、明敏な観察者／聞き手にとってはけっして珍しいことではない。ジョエルに話しかけられたマーサの体験は、その体験の4タップルに対して、まるでA_tのみを意識化するRオペレータが働いたかのように表わすことができる。

$$R \langle A_t、V、K、O \rangle \longrightarrow (A_t^e)$$
マーサ

 ジョエルの使った言葉や彼がどういう表情をしていたか……は意識に上っていない。

$$\sim R \langle A_t、V、K、O \rangle \longrightarrow (V、K、O)$$
マーサ

 ジョエルはジョエルで、気づいているのはデジタル（言葉）面と、自分が話したときの自分の気持ちのみである。

$$R (A_d \langle A_t、V、K、O \rangle) \longrightarrow (K^i、A_d^e)$$
ジョエル

著者たちが両者からこうした情報を引き出していくと、ふたりは「ただの誤解だった」ということで意見が一致した。マーサは嬉しそうに、「コーヒー、どお？」とジョエルに訊ねた。ジョエルは「ああ、うん」とぼそぼそいいながら、「ノー」というかのように頭を振った。著者たちはじっと成り行きを見守った。

　数分経ったころ、ジョエルが「コーヒーはどこだ？」と怒鳴ると（このとき偶然、ジョエルは著者たちに作り笑顔を向けていた）、マーサはもどってきて、「いらないっていったと思ったのよ」とだけいった。そこでジョエルは、「なら、もういい」といった。

　このような体験はどう理解すべきなのだろう。明敏な人にとっては、こうしたコミュニケーションは例外ではなく、通例である。どうしてマーサとジョエルは、やり取りしている多くのメッセージをうまく表現できないのだろう。これは人間行動を研究する者にとってきわめて重要な問題である。

　Rオペレータが示すとおり、ジョエルの場合、自分自身の行動で表現できることが限られている。もし彼自身の行動に矛盾があり、その矛盾の一部分しか彼が表現しなければ、本人に自覚がないにしても、彼は一貫性がないということになる。

　そこで、4タプルに働くもうひとつのオペレータ、Cオペレータを定義しようと思う。Cは「一貫性」を意味するcongruencyの頭文字である。

　4タプルの変項とA_dの伝えるメッセージがそれぞれ互いに一致しているときは、以下のように表わす。

$$C(A_d \langle V、K、A_t、O \rangle) \longrightarrow イエス$$

　伝えられるメッセージがそれぞれ互いに一致していないときは、以下のように表わす。

$$C(A_d \langle V、K、A_t、O \rangle) \longrightarrow ノー$$

　Cオペレータは、ある時点t_1において体験され、あるいは、表現されている特定の4タプルについて、変項A_t、V、K、O、A_dの変項値が意味的に一

貫しているかどうかを明らかにする。たとえば、ジョエルが「イエス」といい（A_d）ながら、「ノー」というように首を横に振った（K）場合、ふたつの変項によるメッセージの意味は一致しない。

$$C\,(A_d\,\langle V,\ K,\ A_t,\ O\rangle) \longrightarrow ノー$$

もし首を縦に振りながら「イエス」という言葉を発し、声も動作も肯定を示すなど、すべての出力チャネルが調和する意味をもつメッセージを出している場合、その人は一貫しているということになる。

$$C\,(A_d\,\langle A_t,\ K,\ V,\ O\rangle) \longrightarrow イエス$$

マーサも同様に、ジョエルからのこのメッセージ——言葉上は「イエス」、目に入る動作は「ノー」——を思い描くが、体験の視覚的次元にしか意識的にアクセスしないため（彼女のRオペレータはV）、「イエス」のメッセージには気づかない（～Rは、K、O、A、A）。同時に提示されたふたつの矛盾するメッセージを別個のものとして捉えることによって、マーサはこの世界からのこれらふたつの矛盾する意味に対応できるようになる。ただし、一貫性のない4タップル（Rオペレータの変項）の無意識部分は依然として存在し、アクセスされている。

　別の例を挙げよう。家族療法のセッションで、フランクはメアリーに愛しているといった。そういいながら、ゆっくり無意識に（何気なく）、「ノー」というかのように首を左右に振った。メアリーはフランクを見て、眉を顰めた。セラピストはメアリーに、フランクの言葉を信じられるか訊ねた。メアリーもまた、ためらいがちに「イエス」と答えた。セラピストは「イエス」がためらいがちだったことについてメアリーに訊ねた。メアリーは答えた。「どうしてかしら——なんとなくそんな感じなんです。どうしてなのかはわかりません」

　メアリーが一貫性のないメッセージを受け取ったこのケースでは、Rオペレータは言葉によるメッセージ A_d を意識に上らせているが、～Rオペレータで視覚として捉えたメッセージは触運動覚的に表現されたものだった。上記のセッションで、セラピストはメアリーが真っ正直でなかったことを責めたが、そ

うして責めたことによって、このコミュニケーションに作用していた複雑なプロセスをはなはだしく、かつ、見苦しく単純化してしまった。セラピストはフランクの一貫性に欠けたメッセージを見逃し、その原因を理解しようとはしなかった。

　そして、わたしたちがここで検討したいと思っているのはその原因である。フランクは嘘をついていたのだろうか。それとも、たまたま頭が動いてしまったのだろうか。このふたつの疑問に答えが出ても、人間の複雑さという点を考えると、それだけでは不充分だ。

　人が発した一貫性のないメッセージは、どのようなものであれ、当人の行動に関する不一致のモデルを（少なくとも）ふたつ映し出している。意識は有限の現象であり、何を意識に上らせるかはRオペレータが決定するため、Rオペレータの変化——たいていの人びとに普通に生じること——に合わせて各表象が構築され、その結果、行動指針という点で一致したりしなかったりするモデルが個々に生まれる。

　自分自身の体験を振り返ってみよう。これまでに、やってみたいと思うことを想像してはみたものの、危険すぎると感じたことはないだろうか。あるいは逆に、ずっと何かにあこがれを感じてはきたものの、やってみるのは危険だと見なしたことはないだろうか。これらはありふれた言い回しであり、こうした言い回しが生まれるのは、ひとつの体験に関して、一致しない表象がしばしば生じるためだ。こうした相反するモデルが同時に表現されると、上に挙げた例のような一貫性の欠如が生じるのである（さらに考察を進めるには、『魔術の構造』第Ⅱ部第2部参照）。

　Cオペレータによる区別の有用性は、一貫性に欠ける——複数の行動モデルがあり、それらが互いに一致しない——クライアントとの催眠でのコミュニケーションにおいて、特に明らかである。簡単に見直そう。ワーク中のクライアントが一致しないモデルをもっている場合、必然的に、それらの矛盾するモデルが同時に表わされる場合と、逐次的に表わされる場合の、ふたつのケースがありうる。

　ひとつめは、一貫性の欠如が同時に発生するケースで、これはすでに述べたとおり、以下のように表わすことができる。

$$C\,(A_d\,\langle V、K、A_t、O\rangle) \longrightarrow ノー$$

　換言すれば、少なくともふたつの出力系によって伝えられたメッセージが一致していないということであり、ヒプノティストはこのことから、クライエントが矛盾するモデルをもっていること、効果的なコミュニケーションを取るには各モデルに対して同時にメッセージを伝える必要があることを知る。
　ふたつめは、一貫性の欠如が逐次現れるケースで、以下のように表わすことができる。

$$\bar{C}\,(C\,(A_d\,\langle V、K、A_t、O\rangle)\,t_1)\,\wedge\,(C\,(A_d\,\langle V、K、A_t、O\rangle)\,t_2) \longrightarrow ノー$$
ただし
$$C\,(A_d\,\langle V、K、A_t、O\rangle)\,t_1 \longrightarrow イエス$$
かつ
$$C\,(A_d\,\langle V、K、A_t、O\rangle)\,t_2 \longrightarrow イエス$$

　記号 $\bar{C}$ は、その C オペレータが、複数の時点における複数の完全4タップルの一貫性を比較するために使用されているものであることを示している。
　こうした不一致は、減量を目的として催眠を受けにやってきたクライエントのケースでよく見られる。彼ら彼女らは口をそろえて体重を減らしたいという。しかし、食事療法を継続しようとすると、必ず失敗する。減量の希望を口にしている t_1 において、不一致はない。つまり、減量の希望と矛盾するモデルはない。しかし、食べずにいたいという希望に矛盾するモデルは存在する。そうしたモデルは往々にして後催眠暗示よりも強力であり、その上、後催眠暗示とまさに同様の働き方をする。
　台所へ行ってものを食べるという行為を構成する一連の TOTE モデルは他と切り離されており、かつ、4タップルの変項のひとつとして表わされるアンカーに反応するようプログラミングされている。したがって、せっかくその気になったクライエントが結局勇気をくじかれ、食べないという誓いを心ならずも破って挫折するということがよく起きる。
　クライエントは食べ物の内的イメージや内的対話での食べ物への言及によって TOTE の引き金をよく引くが、このアンカーは通常、意識内には表現され

ていない（すなわち、～Rである）。ともあれ、そうしてアンカーは点火され、罪は犯される。クライエントは食べ物のことがちょっと話題に上るだけでも空腹になることが多い。普通、ここは握手をする場面だとわずかにでも示されると、思わず手を差し出すものだが、ちょうどそれと同じである。こうした行動は、よほど慎重に意識してコントロールしないと、ほぼ無意識に発生する。しかし、意識の表現作用には限界があるため、長期にわたって集中することはできず、喫煙者はやがてタバコをくわえ、肥満者はやがて食べ物を口にしてしまう。この状態は、プログラミングをし直して、手つかずだった一連のTOTEに変化が行きわたるまで継続する。TOTEの引き金を引くトリガーもしくはアンカーがクライエントの～Rにある場合は、それを意識化し、選択の自由を取り戻して、自分自身の行動をコントロールするための方法とする、という選択肢がない。

　これまでの説明に使った言葉でいえば、こうした不一致の特殊な形態は、リード・システムと表象システムとが分裂し、両システムのコンテンツが一致していない例だということができる。有能なコミュニケーター／ヒプノティストは、その仕事の一部として、ワーク中のクライエントが望んでいる変化を起こす上で特に問題となるパートやモデルにはすべてアクセスする。

　たとえば逐次的に起きる不一致の場合、減量の試みや喫煙、爪かみといった嗜癖をコントロールしようとする試みを過去に妨害したことのあるパートやモデルにアクセスすることは、コミュニケーター／ヒプノティストにとって、特に重要である。放っておけばセッション後も次々と表出することになるモデルにアクセスすることによって、逐次的な不一致を同時に発生する不一致に転換すれば、コミュニケーターは同時に全モデルとコミュニケーションを取ることができるようになる。そして、クライエントの全パートを、望んでいる変化を起こすためのリソースとして利用できるようになり、のちに一部のパートが他のパートに抑えつけられるような事態を避けることができる。

　こういうわけで、コミュニケーター／ヒプノティストは、自分自身の言語的／非言語的コミュニケーション・スキルとしてもっているものは、なんでも確実に使えるようにしておくのが賢明である。この点に関しては、ついでながら、テクニックをいくつか挙げておこう。たとえば、クライエントに指示し、自分は以前とは違って不一致に気づいているというふりをしてもらう、もし望

みどおりの変化を達成したら自分の人生がこれまでとどれだけ違ったものになるかを自由に推測してもらう（基本的には、叙法助動詞に関するメタ・モデルの質問。「もしもそうしていたら、何が起こりますか？」）、変化を望んでいないふりをしてもらったのちに、どうして望まないのかを説明してもらう、両極（ポラリティ）を整理して二分し、各々を演じてもらう（プレイング・ポラリティ『魔術の構造』第Ⅱ部第2部参照）などである。

　コミュニケーター／ヒプノティストが一貫性の欠如を理解し、それを見抜いて利用できれば、たいへん重宝する。これはきわめて重要なことである。わたしたちのトレーニング・セミナーでは、抵抗するクライエントとの取り組みについて、よく質問が出る。抵抗があるということは、その人のあるパートがヒプノティストに協力するのをいやがっているということだとわたしたちは理解している。たとえば、トランス誘導のとき、口ではトランスに入りたいといいながら、どこかで協力を拒んでいるのである。もしヒプノティスト／コミュニケーターがアップタイム戦略を使わず、一貫しないクライエントの多様なメッセージを感知しなければ、まず抵抗に遭うだろう。多様なメッセージに気づいても、ペーシングのツールをもたないでクライエントの複数のモデルと同時にコミュニケーションを取ろうとすれば、普通は、やはり抵抗に遭う。抵抗に遭うということは、コミュニケーターの側に足りない部分があるために、クライエントの全パートを見つけ出し、それとコミュニケーションを取り、それを利用することができないでいるということだとわたしたちは考えている。

　次章以降は、テーマをふたつにわけて論じようと思う。まずは、一貫したクライエントとのコミュニケーション（C（$A_d \langle A_t$、V、K、O$\rangle$））＝イエス、の場合）を、次に、一貫しないクライエントとのコミュニケーション（C（$A_d \langle A_t$、V、K、O$\rangle$））＝ノー、の場合）を考察する。

❶ 一貫したクライエントとのコミュニケーション・パターン

　催眠によるコミュニケーションが有意義であるのは、いや、さらにいえば、

どのようなコンテクストにおけるコミュニケーションも有意義であるのは、目ざす目的に役立つからだ。モーニング・コーヒーを飲みながらおしゃべりをすれば、友人を楽しませるという目的、あるいは、考えを共有するという目的に役立つ。人びとが交わす日常の他愛ない会話も、ときにはその人の目的に叶っていて、相手に自分のことをわかってもらえることもある。一方、誤解されていないのに、誤解されたと信じてしまうこともある。しかし、自分が誤解されることによって、別の人がおおいに助かることもある。

　可能性は無限であり、真剣にコミュニケーションを学ぶ者は、コミュニケーションの複雑さとそこに包含されるメッセージの多様さに気づけば気づくほど、どれほど多くの真に有意義なコミュニケーションが、それを行なっている本人にはまったく気づかれないままになっているかに感じ入らずにはいられない。それはまるで、ふたつの単純な意識がどうでもいいことを語り合っている間に、無意識がずっと重要なことについて情報をやり取りしているかのようである。どうすれば探究心はコミュニケーション内のそうした多様なメッセージを見に、聞きに行けるのだろう。ヒプノティストはそれらをどのように使えば、クライエントがうまくトランスに入り、ひとりの人間として自らに有益な変化を起こせるよう、手助けできるのだろう。

　エリクソンはこうした現象の探究に生涯をかけてきた。これまで彼が自らの無意識の行動パターンに組み込んできたことの半分でも明確な形にすることができれば、それはコミュニケーション学の確固たる基盤となるだろう。

　催眠を使って一貫したクライエントとコミュニケーションを取る場合、やり取りはシンプルなものになる。深いトランスに入りたいかと訊ねると、たいてい答えははっきりした「イエス」であり、声は自信に満ち、姿勢からも同意している様子がよく伝わってくる。誘導テクニックは、たいていどれを使っても、ある程度までは効果を発揮する。このようなクライエントは通常、ほとんどすべての催眠現象に対応することができ、ヒプノティストに心理学的な助けを求めることもめったにない。

　歯科治療や医療、催眠の実験を行なうプラクティショナーたちはこうしたクライエントによく出会う。現に痛みに苦しんでいる人やこれから痛い目に遭いそうだと思っている人は、普通、痛みを避けたいという気持ちにぶれはない。彼らはデモンストレーションでも教室でも、やる気を見せ、効果も上げる被術

者である。しかし、だからといって、プラクティショナーはワークで手を抜いていいということにはならない。

　逆に、一貫しているクライエントは、催眠をきわめて創造的に利用する機会を与えてくれる。本書第Ⅰ巻で紹介したパターンは、トランスを誘導して利用する際の、言葉による暗示の構造をヒプノティストに提供している。これらのパターンを互いに連携させて体系的に使い、コミュニケーション（4タップル）の非言語的要素も取り入れるなら、明敏なヒプノティストは無数の選択肢をもつことになる。しかし、その選択は何を根拠にして行なえばいいのだろう。一貫したクライエントをトランス誘導する際には、基本的に、何が適格なメタ・パターンなのだろう。

　各クライエントは、おびただしい量の特異な考えや信念、自分のモデルや世界モデルを構成する過去の体験をヒプノティストにもち込む。しかし、世界モデルが構築されるプロセスはさほど多いわけではなく、圧倒されるようなものでもない。

　まず必要なのは、4タップルなどの体系化の原則と、各クライエントは自分の体験を表わすさまざまな4タップルにLオペレータとRオペレータとを適用しながらそれらを体系化しているということを理解することである。

　各クライエントには、重視している表象システムの原則がある。ヒプノティストはクライエントのRオペレータを特定することの重要性を認識しなくてはならない。たとえば、トランス誘導は本質的に、クライエントの体験を支配するRオペレータの転換である。もし誰かがある表象システムから別の表象システムに認識を転換したといったら、それは意識を換えたといっているのである。

　エスカレータなどのイメージを用いる視覚化は、軽いトランスの誘導に用いられるが、それだけでは深いトランスにまで達することはできない。この場合、ヒプノティストが打つべき一般的な手はふたつある。ひとつは、表象システムのオーバーラップ／交差の原則を使うことである。もしそれまで視覚を使っていたこのクライエントが触運動覚の表象システムにアクセスしたとしたら、このクライエントは自分の認識をかなり大きく変えたことになり、そうなると、より深いトランス状態へ入っていくことができる。本書第Ⅰ巻で紹介したハクスリーに関する論文は、この原則を活かした例――一貫したクライエントに表

象システムの転換を適用した例──として読み、参考にしていただきたい。

ふたつめの手は、「V（視覚）をRオペレータとするクライエントにV^i（内的に発生する視覚体験）を適用する場合にも、4タップル全体がアクセスされる」という事実の利用である。鋭敏なヒプノティストは、たとえば、エスカレータの視覚化は、エスカレータを思い描くことに関係している4タップルへのアクセスに役立つだけでなく、エスカレータにまつわる感情へのアクセスを発生させることにも──エスカレータの音や、たぶん、においもいずれアクセスされるだろうということにも──気づくことができる。クライエントの非言語的反応に生じるそうした変化を理解し、それらを見抜く訓練をし、R反応の利用の仕方の幅を広げることによって、ヒプノティストは強力な選択肢をもつようになる。

過去の4タップルにアクセスして、それを利用し、トランス誘導に役立つ有意義な体験を構築しようとするこのやりかたは、いかにもシンプルで、また、あからさまではあるが、きわめて有効であり、かつ、クライエントのツールを利用する唯一の方法でもある。4タップルとそれに関わる特徴（Rオペレータ、Cオペレータ、Lオペレータなど）を理解し、優雅にそれらを使うようになれば、途方もない数の選択肢が利用可能になったことにすぐ気づき始めるだろう。過去の4タップルにアクセスすると、クライエントはその体験全体、つまり、4タップルはもちろん、それを描写するために使われる言葉にも同様にアクセスするため、ヒプノティストはそれらをリソースとして利用し、クライエントの変化を手助けすることができる。催眠を研究する者には、底知れない探究の可能性が与えられている。

エスカレータ・タイプのアクセス例は、あなた自身の体験の中に簡単に発生する。さらに洗練されたアナログ・マーキングは、クライエントがもっとも高く評価している表象システムを特定して行なうが、クライエントに一貫性がある場合は、その表象システムをマーキングするということは、全システムに同時にマーキングすることになる。

したがって、たとえば、よく発達した触運動覚をもち、それを表象システムとしてもっとも高く評価しているクライエントが催眠を受けに来た場合、ヒプノティストは当然ながら、優雅にそっと自分の片手をクライエントのひざに置き、もう一方の手をクライエントの手首に置くといったやりかたをする。これ

をごく自然にゆったりと行なったあと、クライエントに話しかけながら重要なメッセージにマーキングするのである（以下、書体を変えた部分は、その言葉をいいながら、ひざと手首に置いた手に力を込めたことを示している）。

> **ヒプノティスト**：Ｐさん、あなたは、自分が**トランスに入ること**ができるだなんて、なんだか怖いといいました。だから、わたしは**喜んで**、あなたを**ゆったりと**安心させてあげたいと思います、そうすればあなたは、**学びの満足感**に浸り、**トランスに入り始めること**ができます、**さあ**、どうか**リラックスして**ください、これに対して、**今**、あなたとわたし**目は閉じて**いません（Ｐさん、目を閉じる）。トランスに入ると（Ｐさん、目を開ける）変化が生まれ、**リラックスして学ぶこと**が、**真に学ぶこと**が可能になり、**まばたきして**（Ｐさん、まばたきをする）問題を取り除き……

こうしたやりかたで複数のメッセージをアナログ・マーキングすると、クライエントの複数のパートとのコミュニケーションが可能になる。上記例では、トランスがもたらす利点について有意義な会話を行なっている間、手に力を込めることによって別の有意義なメッセージをマーキングしている。手に力を込めた個所にある言葉はトランス誘導のための連続した４タップルを示している。

　トランスに入ること
　喜んで
　ゆったりと
　リラックスして
　目は閉じて　（英語では、「わたし（I）」と「目（eye）」の発音が同一であるため、「わたしは閉じて」なのか、「目は閉じて」なのかが曖昧になる）
　リラックスして
　学ぶこと、真に学ぶこと
　まばたきして

上記のセンテンスでマーキングされた単語やフレーズに結びついている４タ

ップルは、それ自体がトランスを誘導するための適格な順序で配列されている。つまり、同じ言い回しが何度も繰り返されたり、よく引き合いに出されるような言葉による儀式的な誘導があったり、催眠の指示が反復されたりしているのは、ミルトン・H・エリクソンが洗練されたやりかたで使っているトランス誘導の例としては、取り上げるまでもない瑣事にすぎない。4タップル・モデルを使うヒプノティストは、ひとつの単語を大きな声で何度も繰り返すのではなく、コミュニケーションで利用できるチャネルをすべて使い、4タップル自体を、トランスの誘導と利用に有効な順序に配列することができる。さらに、アナログ・マーキングを行なうことによって、ひと組の4タップルのみにアクセスするのではなく、ふた組、三組の4タップルにも同時にアクセスして、トランスにつながる4タップルの配列を強化することもできる。

明敏な読者はすでにお気づきだと思うが、本書や第Ⅰ巻のいうアナログ・マーキングとは、アンカリングの特殊なケースにすぎない。声の調子や触運動覚を使って言葉によるアンカーを設定するマーキングは、複数のメッセージから成るコミュニケーションを創り出すための、数ある方法のひとつにすぎない。コミュニケーターは、体系的な方法でクライエントの現在進行中の行動にアンカーを設定し、きわめて複雑な結果を得ることができる。たとえば、クライエントが自分の望んでいる状態に近い体験を語るたびに、ヒプノティストは右肩に特別なやりかたで触れることによってそれをアンカーするだけでいい。のちにその肩に触れることによって、アンカーされた数々の4タップルの共通点を無意識レベルで引き出すのである。

エリクソンは4タップルのオーバーラップ／交差というこのテクニックの好例を紹介している（この特別な例では、適切な5タップルにアクセスするために、言葉によるトランスデリベーショナル・リード／TDリードが使われている）。

エリクソンの論文より

特定の反応へとリードする手がかりを最少に抑えるこのタイプの方法を明確にするために、非常にシンプルでわかりやすい例を挙げよう。

その晩、家族は皆出かけていた。わたしは具合が悪かったが、それでものんびり椅子に座っていた。17歳のバートは自分から申し出て家に

残り、その必要もなかったのに、わたしの相手をしてくれていた。バートが口火を切り、ちょっとした会話が始まった。

バートはまず、いつだったかバカンスでミシガンの北へ行ったとき、誰もが着替えや腹ごしらえや荷造りを急いで大騒ぎだったことに触れ（わたしたちは当時ミシガン州に住んでいた）、つづいて、魚釣りをしたこと、蛙を捕まえてその足を夕飯に食べたこと、湖岸で食事をしたこと、小さい子供たちがどの食べ物の上にも砂を撒き散らしてしまったこと、今はもう使われていない石切り場で白い蛙を見つけたことなどを語った。

それから、大騒ぎして夏の別荘から何もかも運び出したこと、あれこれ手落ちがあったこと、置き場所を間違えたものを探し回ったこと、小さな子供たちがどこかに行ってしまい、あわてて彼らを探したこと、別荘に戸締りをしたこと、疲れ果て空腹を抱えて、住まいのあったデトロイト近くのウェイン郡総合病院に到着したことについて、細部まで生き生きと語った。

このときわたしは、車で友達を訪ねたらどうかとバートに提案しようとぼんやり考えたが、それが消えたのは、ウィスコンシンからミシガンへの帰途、兄のランスがどれだけエリクソンお婆ちゃんのフライド・チキンを気に入ってむさぼったかを、彼が笑いながら話したからだった。バートは大笑いしながら、弟のアランがみんなを笑わせたときのことも思い出し、とりわけお爺ちゃんとお婆ちゃんがアランの例の「ブルドーザー」みたいな食べ方をおもしろがったことを語った。アランはお皿を口元までもっていき、もう一方の手を規則正しく動かして、お皿の中身をゆっくり確実に口の中に押し込むのだった。

ここでまた、バートに車のキーを渡してドライブにでも行ったらどうかと提案しようと多少はっきり思った。そうすれば、本が読めると考えたのだが、わたしの父がアランの食べ方の驚くべき効率のよさとスピードについておもしろいコメントをしたことを思い出し、提案するのを忘れてしまった。

ふたりしてこの話題でしばし笑ったが、バートは次に、わたしの弟の農園を訪ねた小さな旅のことを話し始めた。3歳のアランが鶏のお母さんはどうやって赤ちゃんの面倒を見るのかと頭を悩ませ、6歳のベテ

ィ・アリスに訊ねたところ、ベティ・アリスは大まじめに、鶏は哺乳類ではないこと、子供の世話をするのは哺乳類だけだということを長々と説明したのだ。

　この話で笑っている最中に、また、バートにドライブを勧めようという考えが浮かんだ。さっきよりもずっとはっきりそう思ったし、その理由もわかった。いずれの思い出話でも、バートは愉快で幸せだった記憶を語っているのだが、それらの根底にはいつもドライブがあったからだ。しかし、バートはただの一度も「車」という言葉を使っていない。それにもっとも近いものでも、「荷造り」だとか「小さな旅」、「会いに行った」、「古い石切り場へ行く途中」、「湖岸に行って」、「ウィスコンシンからミシガンへの帰途」という言い方をしただけであり、弟の農場に行った話をしただけである。また、「キー」という言葉もまったく出していない。それに一番近い表現は、「別荘に戸締りをしたこと」だった。

　わたしはすぐに状況を察し、そのことを口にしたが、バートの答えは「いや、いいよ」だった。バートは笑っていった。「それでもまあ、うまくやったって認めざるをえないだろ、父さん」

　「いや、そうでもないさ、すぐにわかったからな。それに、車で出かけた旅行のことを強調しすぎだよ。ネッドのところ——いつも車の調整を頼んでいるところ——に車を預けたことや、エド・カーペンターから車を買ったこと、エミールの車で穴釣りに行ったことだって話さなくちゃ。穴釣りはうちの車で行ったわけじゃないが、車は車だからな。手短かにいえば、おまえはバカンスの旅のことを終始間接的にいうにとどめたが、必ずうちの家族に絡めて話したし、どれもうちの車で出かけた旅だったってことだ。これじゃ、何をいいたいか、見え見えさ。で、車、使いたいんだろう？」

　ところが、バートの返事はノーだった。「違うよ。車のキーを貸そうかって父さんにいわせることができたら、ちょっとおもしろいかなと思っただけさ」

ミルトン・H・エリクソン著、ヘイリー編『催眠のテクニック』より「『思いがけないこと』と『友だちのジョン』」（p.117）

わたしたちが自らのトランス誘導体験を体系化する上で有用だと思った方法のひとつは、トラッキングという考え方である。トラッキングはクライエントの４タップルにアクセスする系統立った一方法で、ある特定の４タップル（現在の状態—S_1）から別の４タップル S_i（たとえば深いトランス）までを、できるだけ少ないステップで、すなわち、できるだけ少ない４タップルにアクセスしながらたどっていくというやりかたをする。

　たとえば、わたしたちのトレーニング・セミナーでは、**シャッフル**と呼ぶテクニックを使うトランス誘導を受講者によく教える。クライエントには、深いトランスに入る直前にどういう体験をしたかを訊ねる。４タップルの全変項値を含め、どういう体験だったかを体系的に質問するのである。クライエントがすべてを描写し、それによって、関連する４タップルにアクセスしたとき、この体験には「ビフォー・４（フォー）タップル」という名前がつけられる。たいていのクライエントはこの用語をちょっとおもしろいと思うようだ。通常、言葉によるこのアンカーに加えて、一貫性のあるクライエントには公然と、一貫性を欠くクライエントには秘かに、ひざをぐっとつかむなど、特定のトリガーも使い、のちに「ビフォー・４タップル」といわれたり、再びひざをつかまれたとき、クライエントが確実にそのビフォー・４タップルに再アクセスできるようにする。

　次に、クライエントには、深いトランス直後の体験を表わす４タップルを完全に描写してもらい、その４タップルのあらゆる部分に充分アクセスしてもらったあと、言葉と触運動覚（K）によるアンカーを設定する。それが済んだら、クライエントは、まず、「ビフォー・４タップル」（Kトリガーを同時に点火する）、「アフター・４タップル」（Kトリガーを同時に点火する）という順序で再アクセスし、つづいて、「アフター・４タップル」（Kトリガー）、「ビフォー・４タップル」（Kトリガー）の順序で再アクセスしたあと、今度は双方のKトリガーを同時に点火する。通常はこれで深いトランスが生じる。クライエントは「ビフォー・４タップル」から「アフター・４タップル」のレベルに移行する間に、深いトランスの４タップルにアクセスするのである。

　もうひとつ、講義のデモンストレーションでときどき使うテクニックがある。聴衆のひとりに、その日の朝目醒める直前に意識していたことと深いトランス

とを比較できるか訊ねるのである。もしこう訊ねられたのが、まさにトランスに入ったことのあるメンバーなら、著者たちが期待を込めて待つと、普通はただちにトランスが発生する。というのも、指定されたふたつの変性意識状態を比較するという作業を行なうには、それら——すなわち、両体験の４タップル——にアクセスしなくてはならないからだ。こうして生じたトランスを利用すれば、深いトランスをすばやく誘導することができる。

　この種のトラッキングは、望みの４タップルがアクセスされることを前提とした質問をするだけで、ごく簡単にやり遂げることができる。ある講義でこうしたテーマを話し合っていたとき、著者の一方が聴衆に向き直り、真摯に質問した。「どなたか、喘息の発作が起きるとどんな感じになるか、ご存じですか？」　すると、次々にむせる人、吐きそうになる人、咳き込む人が出て、そのあとに笑いが起こった。ここで重要なのは、聴衆はそれについて語りながら自分の語っていることを現に行ない——４タップルにアクセスし——そののちに、それらについてコメントしているという点である。つまり、関連の４タップルにアクセスし、それらを理解の基礎として利用し、回答しているということだ。回答している本人が自分のアクセスした４タップルを意識しているかどうかは別の話である。

　幸せな記憶を語るとき、当人は幸せを感じているし、語る様子や声も幸せそうである。怖い体験を語るときは、恐怖を感じているし、語る様子や声もいかにも怯えている。格別に美味しい食事のことを語るときは、それを味わっている。観察力の鋭い人なら、その人の口や舌の動きまで感知できるだろう。トラッキングやシーケンシング（順序づけ）によって体系的に４タップルにアクセスすることで、それがあからさまに行なわれようと秘かに行なわれようと、また、アンカーがあろうとなかろうと、複数のメッセージをもつコミュニケーションの構造が、「最大の方向づけ」の原則に意味を与える形で提供されるのである。

　わたしたちは催眠のワークを行ないながら、その中でのコミュニケーションの取り方と、自分たちの体験——多くの催眠療法家に共通するものだと信じている体験——を系統立ったものにする方法とを発展させてきた。次章からは、わたしたちが催眠のワークで有用だと判断したトラッキング・モデルを三例紹介する。ぜひともこれらのモデルを試し、ご自身の催眠ワークの有効性と洗練

の度合いを高めていただきたいと思う。

▶　トラッキング・モデルⅠ——望ましい状態へまっすぐ向かう

　トラッキング・モデルでもっともシンプルなのは、当然ながら、クライエントの現在の状態（S_1）から望ましい状態（S_i）へと、直接一気にトラッキングするものである。一例として、トランス誘導を挙げよう。

　あるとき、ひとりの紳士がわたしたちを訪ねてきた。催眠で問題を解決したいので、力を貸してほしいという。簡単な問診で、彼は外科医だとわかった。そして、自分の仕事に関する彼の話から察するに、どうやら手術中には意識状態を変え、ひとつのこと——手術——にのみ意識を集中し、そのほかの一切に気が散らないようにしたいということらしい。周囲の音や動きで気が散るようでは、患者の命に関わることにもなりかねない。

　そこでわたしたちは、最近行なった手術の成功例で、興味深い内容のものを詳細に振り返るよう——実際にその手術を行なったときと同様の関心をもち、同様の注意を払って、振り返るよう——彼に指示した。手術の各段階をすべてたどり、何ひとつ見落としのないよう確認しながら、今回もいつもどおりの質で確実にやり終えるのである。事前に、彼の意識が手術に従事している間、わたしたちはわたしたちで彼の無意識とやり取りをする旨、説明しておいた。

　トランスは数秒で誘導され、わたしたちはただそれを深めて、ワークを始めればよかった。

　ここで重要なのは、コミュニケーターにいくらかでも創造性があれば、望みの変性意識状態のほとんどの4タップルはクライエント自身の体験の中に見つかる、ということである。いったんその4タップルにアクセスしてしまえば、クライエントは自分の必要を満たすために、それをリソースとして利用することができる。

　皆さんにはぜひ、ご自身がクライエントと共に繰り返し創り出している意識状態に注目し、それらに共通する4タップルを見きわめていただきたいと思う。たとえば、一般的な深いトランスの4タップルといえば、白昼夢やハイウェイ・ヒプノーシス〔高速道路での長時間に及ぶ単純運転で発生する半眠状態〕、いわゆる入眠時状態、退屈な講義、お説教など……

▶ **トラッキング・モデル II ── 4 タップルのシーケンシング**

　なんらかの目的でトランスを誘導するにせよ利用するにせよ、4 タップルをシーケンシング（順序づけ）するモデルがあれば、その進め方に関する実効性のある選択肢が手に入る。いくつかの 4 タップルを描写することによって、クライエントはある状態（S_1）から別の意識状態（S_i）に移行できるが、できれば、S_1 の 4 タップルの変項値がなめらかに S_i の変項値に変わっていくような 4 タップルを選んで描写するのが望ましい。

　たとえば、一貫性のある熱心なクライエントが深いトランスへの入り方を身につけたいと思っている場合を取り上げよう。このことについてクライエントに質問をし、クライエントのもつ考えについて話し合うことによって、ヒプノティストはアクセシング・キューを観察し、叙述語を聞き取る機会を得る。クライエントの現在の状態は覚醒状態といっていいものである。クライエントは自分の考えについて質問を受けている間、トランスデリベーショナル・サーチ／TD サーチを行ないながら理解し、応答しようとする。したがって、現在の状態の 4 タップルの一部は内的なものであり、クライエントの注意は、ときに内的に発生する体験に集中し、ときに外的に発生する体験に集中している。

　仮にクライエントはヒプノティストをじっと見つめて、ヒプノティストの言葉を聞きながら、視覚化や内的対話を行なっているとしよう。さらに、4 タップルに働く R オペレータは触運動覚──つまり、混乱している、圧倒されている等、体感覚のみに気づいている──としよう。ヒプノティストはクライエントと交わしたばかりのやり取りを迅速に再検討し、以下のように対処し始めるだろう（書体の異なる言葉やフレーズは声の調子を変えてアナログ・マーキングを行なっている部分であり、リーダー「……」は短い中断を示している）。

ヒプノティスト：診察時間が来るのを待つ間、待合室で本を読んでいたことを**思い出していただけますか**？
クライエント：はい。
ヒプノティスト：あの本を読んでいたことに気がつきましたので、**始める前に**ちょっと実験をしてみたいのですが、かまいませんか？
クライエント：もちろんです。
ヒプノティスト：では**目を閉じて**、読んでいたあの本を開いて第一ページを見

てください……文字が思ったほど**クリアー**でなくても**気楽に**ただ**見つ
づけましょう**……**それをじっと見て呼吸を深めていくと**文字がどん
どん**クリアー**になってきてさっきのように読めるようになります。紙
の**におい**に気づいたり、本をもつ手に製本の具合を感じたつもりにな
ったりして読み始めるといいかもしれません、先ほどわたしが待合室
を通ったとき、あなたは本に夢中でわたしのことには気づきませんで
した……それほど**深く**本に**夢中になり**周りでおしゃべりをしている人
びとの声すら耳に届かない状態になるのは簡単です……その本を読む
のに夢中になりすぎて、自分がどこにいるのか、誰といるのかも、忘
れてしまうかもしれません……それどころかこの本は新たにあなたが
これまでになく深くはまり込むものになるかもしれません……**あまり
に深く**はまり込んだせいで、あなたは時間がわからなくなり、そこに
ある本の世界があなたの全世界となりました……そしてあなたの意識
が読書を楽しみつづける間、あなたの**もうひとつの心が**わたしの言葉
に**耳を傾ける**のは、あなたがわたしの話を聞く必要がないからです
……実際そのほうが本に没頭しやすく、あなたのもうひとつの心は**ど
ちらかの手を顔まで**もち上げることができ、そうなれば、わたしには、
あなたの意識が**離れて**読書に夢中になっているときがわかり、あなた
のもうひとつの心とわたしとで、あなたが解決したいと思っている問
題に取りかかるべきときがわかるようになります……今、唯ひとつ重
要なことは、あなたの意識は**離れて**読書に夢中になったままでも、自
分がもっとも関心をもって聞きたいと思っている**点**だけは憶えている
ということです（このとき手がひざからわずかにもち上がりそうになった
が、うまくできないでいる様子だった）。ページをめくらなくてはなら
ないときには、めくってかまいません……**顔**がかゆかったら掻いてか
まいません……以前にもそうしているんですから、読書に没頭したの
がいつだったかわからないまま……（クライエントの手がひざから離れ
た）。

　このトランス誘導のための4タップルのシーケンシングはシンプルだ。ヒプ
ノティストがすべきことは、クライエントの体験を細かく探り、クライエント

の現在の状態 S_1 から少し前に待合室で発生した望みどおりの変性意識状態（読書に夢中になっている状態）へのリードを自然に行なうような体験の４タップルを見つけ、それを使って、外的に発生した体験に注目している状態から、もっぱら内的に発生した体験に注目している状態へと（４タップルの上付き「e」から「i」へと）トラッキングすることだけである。

　ヒプノティストは、内的に発生した読書（ページめくり）の４タップルのK変項を有効に使い、手と腕の浮揚の４タップルへとごく自然にトラッキングを行なってもいる。これは、変性意識状態に入るクライエントをオーバーラップの原則を使ってトラッキングする、シンプルだが強力な一例だ。

　具体的には、読書の４タップル――さらにいえば、ページめくりの４タップル――と、手と腕の浮揚の４タップルとが、Kシステムでオーバーラップしていて、双方の４タップルの中に、手と腕の浮揚という完全に無意識の心地よい動き（TOTE）が存在するのである。この共通の TOTE によって、ひとつの状態（S_1 ＝読書）から別の状態（S_i ＝手と腕の浮揚）、さらに適切な状態（深いトランス S_n）へと、トラッキングの自然な橋が架かるのである。

　言葉が過去の４タップルのアンカーとなるように、過去の４タップルの変項は、いずれの部分もその４タップル（体験）全体のアンカーになる。当然ながら、さまざまな過去の４タップルをアレンジし、こちらが創り出したいと思う体験をいかようにも創ってそれをトラッキングさせることもできる。先ほどの例では、クライエントはやすやすと本を読んでいたことを思い出すところから始めて、読書の４タップルに移行し、やがて読書に没頭するあまり外界が目にも耳にも入らなくなる状態を体験している。それ以降、トランスを利用するためにクライエントを乖離させるのは比較的簡単だった。

　４タップルをシーケンシングするこのモデルⅡでは、ヒプノティストはどのような意識状態に変える必要があるのかを、その催眠の目的に従って――心理療法であれ、歯科治療、医療処置であれ――見きわめられなくてはならないし、クライエントの過去の中に架け橋となる４タップルを見つけられなくてはならない。このトラッキング・モデルは以下のように表記できる。

$$S_1、S_2、……、S_i、……、S_{n-1}、S_n$$

ただし
S_1 ＝クライエントの現在の状態を示す４タプル
S_n ＝望みどおりの状態の４タプル

であり、かつ、

$S_2 \cdots S_{n-1}$ は、変項がオーバーラップするよう、体系的に変項を変えていくことによって、クライエントの個人的な過去からの４タプルが論理的に展開していくさま。

　このトラッキング・モデルは特に子供に有効である。というのも、子供の体験の多くはトランスに近い変性意識状態だからである。たとえば、わたしたちは催眠療法を受けるために親に連れられてきた子供のクライエントに、「きみは、自分の腕が夢を見るってこと、知ってるかい？」とよく訊ねる。この作戦では、ヒプノティストが行なうアナログ・コミュニケーションが非常に重要になる。ヒプノティストはいかにも興奮していて興味津々だという態度を取り、そういう口調で話さなくてはならない。子供はコミュニケーションにきわめて敏感であり、矛盾のあるコミュニケーションはすぐに見抜くからだ。
　その後、わたしたちは通常、以下のように進める。

▶　**トランスクリプト**

ヒプノティスト：きみは、自分の腕が夢を見るってこと、知ってるかい？　（声の調子やテンポ、表情や身振りで、はつらつとして興奮した感じが伝わるようにする。また、ぐるになっている仲間に話しかけるような感じもいくらか込める）

子供：ううん。（好奇心をそそられている様子だが、やや混乱しているふう）

ヒプノティスト：夢を見るきみの腕のこと、今まで誰も教えてくれなかったってこと？

子供：うん。

ヒプノティスト：知りたいかい？

子供：うん！

ヒプノティスト：ほかの誰にもいわないって約束できるかい？

子供：　　　　できる（ヒプノティストは疑わしそうに子供を見る）……ぜったいいわないって約束する。
ヒプノティスト：よし、わかった、きみは信用できそうだ。きみの好きなテレビ番組はなんだい？
子供：　　　　スティーヴ・オースティン。
ヒプノティスト：600万ドルの男のこと？
子供：　　　　そう。
ヒプノティスト：じゃあ、きみの好きな話の**最初の場面**を思い浮かべられるかな？（アナログの調子を変える）
子供：　　　　うん。
ヒプノティスト：では、**目を閉じて**……（ヒプノティスト、子供の左腕をもち上げる）……これからきみはスティーヴ・オースティンを見ていきますが、**見ている**間に、この腕が下に降りていってもいいことにします。ただし、腕はきみがドラマを最後まで見終わったときにちょうど下に着くくらいの速さで降りていきます。それから、ひとつだけ、きみがしなくてはならないことがあります。どの場面が気に入ったかを忘れないようにして、そうできたら、できたとわたしにいうことです。……さあ、好きなだけ時間をかけて、いっぱい楽しんで。

　トランス誘導に必要なトラッキングは通常これだけである。腕はカタレプシーに陥っているかのようにゆっくり降りてくる。子供が直観像にアクセスしている間、直観像を扱う大脳半球と反対側の体半分は穏やかに操作される可能性があり、クライエントは普通、大脳の競合が発生している間は触運動覚的感覚にまったく気づかない。
　注意していただきたいのは、どちらの半球に直観像があるのかを子供ごとに調べなくてはいけないということだ。左利きの場合、夢を見る腕はたいてい、そうした（直観像などの）機能と同じ側の右腕であり、実際のところ、大脳半球の機能は反転する。これはアクセシング・キューを使えば簡単に調べられる。たとえば、自分の住んでいる家を思い浮かべるように指示すればいい。眼球が右上に動くようなら、その子は逆のケースであり、直観像とKシステムの大脳的競合は右腕をもち上げたときもっとも顕著に現れる。眼球が左上に動く場

合は——多くの右利きがそうだが——夢を見るのは左腕である。

　選んだ腕が適切であれば、腕は静かに停まった状態になることもあり（したがって直観像も静止し）、そういう場合は、「カラッとしたベッドがすごく気持ちがいいってわかったらどんなに驚くだろう」といった「心理的なコマーシャル」を挿入する。コマーシャルが入ると、腕は自由になり、直観像は流れ始める。一般的に、そうしたコマーシャルの意識的表象は子供にはない。

　この方法は、大人の場合でも、一貫したクライエントであれば、トランス誘導に効果を発揮することが多い。そうした大人のケースでは、たいていお気に入りの映画の最初の場面を視覚化してもらってワークに入り、片腕をもち上げたあと、目を閉じてリラックスした状態で映画を最後まで見終えたときにちょうど下に着くくらいの速さで腕が降りていくよう、矛盾のない話をする。

　ときにはデモンストレーションとして、手近な聴衆のひとりに、視覚化が必要になるようなことについて質問することもある。たとえば、子供のころに住んでいた家のことを詳細に描写しながらコメントも加えてもらうのである。目で捉えた家の特徴をさらに詳しく矛盾のないように訊ねている間に、著者のひとりがその人の左腕（右利きの場合）に手を伸ばしてもち上げる。その人は頭に思い浮かべている家について言葉で描写を続け、その間、左腕はカタレプシーに陥ったように宙に浮いたままになり、それは描写が終わって目の焦点が再び合うまで続く。状況によって適切だと判断した場合は、カタレプシーをトランス誘導の開始に利用することもできる。

　4タップルをシーケンシングするこのモデルでは、内的体験のアンカーとして役立つ体験を描写することによって、必要な変性意識状態に次第に近づいていくが、これは、トランスを直接誘導する場合にも間接誘導する場合にも使える方法である。ヒプノティストの行動指針となるこのタイプのモデルは、ヒプノティストが自らの創造性を活かし、クライエントの経験的リソースを活用すれば、その利用法は無限である。

▶　**トラッキング・モデルⅢ：4タップルの構築**

　催眠中に体験を体系化する三つめの方法は、4タップルを構築するトラッキング・モデルである。ヒプノティストはここでもエリクソンの原則——クライ

エントは変化を望んでヒプノティストに助けを求めてくるが、望みどおりに変わるためのリソースはクライエント自身の過去のどこかにあるという原則――に基づき、TDサーチの原則を利用して、望みどおりに変わるために欠かせない行動の構成要素を、過去の4タップルの中から探し出そうとする。

　この第三のモデルがモデルⅠおよびⅡと異なるのは、クライエントが望む変化――新たな選択や体験――を表わす特定の4タップルが、クライエントの過去の体験の中に存在しないという点だ。したがって、ヒプノティストはクライエントの過去の中から、これから創ろうとしている4タップルの要素を含むさまざまな4タップルを選んで、アクセスしなくてはならない。

　たとえば、クライエントは若い女性で、年長の男性に対してどうしてもはっきりものをいえないというケースはどうだろう。ヒプノティストはトラッキング・モデルⅢを選び、「はっきりものをいうこと」という名詞化に関してクライエントに細かく質問し始めるだろう。つまり、どのような気持ちで、どのような声の調子やテンポ、抑揚で、相手にどういう態度を示せたら、年長の男性にはっきりものをいうことになるのかを訊ねるのである。これについて話し合いながら、クライエントは自分の過去の経験に基づき、はっきりものをいうことを自分がどう理解しているのかを明らかにしていく。

　ヒプノティストは、当然ながらこうしたやり取りの中で、これまでにそういう気持ちや、そういう声の調子で話したことがあるかどうかをクライエントに訊ねる。これには、たいてい、あるにはあるが、年長の男性とはないとか、年頃になってからはないなどといった返事が返ってくる。要は、現時点において年長の男性にはっきりものをいうのに役立つ過去の4タップルがあるのに、そのいずれをもモデルとして不適切だと否認するのである。

　ヒプノティストはこのやり取りの中で、一連の4タップルの個々の部分――クライエントが望む4タップルの一部を含む部分――にアンカーを（公然と、あるいは秘かに）設定する。部分的に適切な一連の4タップルから、望みどおりの4タップルの各構成要素を抜き出し、それらにアンカーし終えたら、ヒプノティストはそれらに点火して、単一の新たな4タップル、すなわち、クライエントの望みどおりの新たな4タップルを創り出す。

　わたしたちの体験からいえば、この方法を使った場合には、必ず、ワークの効果を徹底的にテストすることが重要だ。

上記の例では、クライエントとワークを行なって４タップルを確立した著者は、新たに創った４タップルにアンカーを設定して始動させたのちに、中座している。クライエントが診察室にひとり残って数分したころ、別の著者（その女性クライエントより年長の男性）が入ってきて、さっきここにいた著者はどこかとクライエントに訊ねた。クライエントが知らないと答えると、年長の男性著者はすぐ、いかにも意地悪そうにクライエントを非難した。クライエントは初め息を飲み、血の気が引いて、謝り始めるが、右手が無意識のうちにひざに降りていく（ひざには新しい４タップルのアンカーが設定されている）。右手がひざに触れるや、彼女のコミュニケーションの仕方はすっかり変わった。自分の考えをはっきり述べ、声の調子やテンポ、抑揚、姿勢やしぐさなども、ワークで創った４タップルの変項値に合わせてすべて変化した。口論の真っ最中、彼女はふと目を落とし、自分の手がしっかりひざをつかんでいるのに気づくと、ククッと笑った。それから立ち上がり、あとから入ってきた著者がおもしろそうに笑っている脇を抜けて、意気揚々と帰っていった。
　新たに構築した４タップルの効果をテストするこの方法——わたしたちはこれをリヴィング・メタファーと呼んでいる——は、数々のテクニックの中で唯一、診察室というかなり限定的な状況で変性意識状態になって行なったワークが、クライエントの日常生活の処世パターンにしっかり伝わったことを保証する方法である（リヴィング・メタファーに関する詳細はこれから書く本の中で触れる予定）。
　トラッキング・モデルⅢは、世間を知らない未熟なクライエントのトランス誘導にも効果を発揮する。クライエントの体験を直接使って対応するにせよ、ヒプノティストが自らの体験を利用してクライエントの過去の４タップルとなる各部分——組み合わせれば、望みどおりの４タップル、すなわち深いトランスとなるもの——を見つけ出し、それらにアクセスしてアンカーを設定するにせよ、ヒプノティストとクライエントは、当たり障りのない会話の中で、ひたすら熱心にこうした問題を話し合っているため、クライエントは、深いトランス（望みどおりの４タップル）が実際に達成されるまで、誘導が進行中であることにはほとんど気づかない。ヒプノティストが４タップル・モデルを使って自らの体験を体系化するというのは、その４タップルの各変項を通じて系統立てたワークを行ない、望んでいる４タップルの変項値にもっとも近いクライエン

トの過去の4タプルの各部分にアクセスし、アンカーを設定するということである。

催眠を使ってクライエントとコミュニケーションを取る場合、取り組み中のタスクについてクライエントに矛盾がないかどうかは、何をおいても見抜けるようにならなくてはならない。クライエントが一貫していれば、つまり、クライエントの姿勢やしぐさ、声の調子、言葉のテンポ、シンタックス、使う単語、呼吸などのすべてに矛盾がない場合、すなわち、以下の形で表わされる場合は、

$$C\,(A_d\,\langle A_t、O、K、V\rangle)\longrightarrow \textbf{イエス}$$

4タプルで無数の進め方を利用することができる。ここまで説明してきた三つのトラッキング・モデルはきわめて強力なものではあるが、4タプル・モデルのもっともシンプルな応用法にすぎない。

一貫したクライエントとのコミュニケーションでは、ヒプノティスト／コミュニケーターはきわめて効果的に、クライエントの意識と無意識双方に対して矛盾なくコミュニケーションを取ることになる。そうなると、当然、自分のコミュニケーションの取り方にも、数多くの興味深い選択肢が生まれる。

そのひとつに、コミュニケーションで意図を明らかにするのかしないのかという点がある。たとえば、トランス誘導で、意図を明確にするほうを選び、これからクライエントが変性意識状態に入れるよう手助けをすると明言する。進め方を説明することもあろう。そうしてから、あらゆるチャネルに働きかけるさまざまなメッセージを使ってトランス誘導を開始する。このとき発せられるメッセージはいずれも他のメッセージを支え、強化するものである。一例を挙げよう。

　　……そして、あなたの手はもち上がり始めています……

ヒプノティストがこういうとき、「もち上がり」のところで、声は高くなる。同時に、ヒプノティストは自分の手を無意識の反応特有の動きでわずかにもち上げてもいる。もしもう一方の手がクライエントのひざに触れている状態にあるなら、「もち上がり」という直前にクライエントのひざをわずかに押さえ、

「もち上がり」といいながら力を抜くかもしれない。このように、A_d、A_t、K、Vのチャネルに同時に複数のメッセージをたえず送り、かつ、それぞれのメッセージを相互に強化するのである。

　一方、一貫したクライエントに対してこっそり誘導を行なおうとすることもある。その場合は、いくらか異なるやりかたでコミュニケーションを取る。ヒプノティストから送られるメッセージの言語と視覚的特徴に注目している——すなわち、以下の形で表わせる——クライエントには、

$$R (A_d \langle A_t、O、V、K \rangle) \longrightarrow (A_d、V)$$

催眠について語り、深いトランスに入るのを手伝う方法が自分にはたくさんあるといって、それらを説明する。そうしながら、自分の体の動きをそのときの言葉やセンテンスにマッチさせるのである（クライエントはヒプノティストの動きを視覚で感知する）。同時に、触運動覚的にもマーキングし（たとえば、クライエントのひざに置いた手に力を込める）、また、語る言葉の中で特に注目してほしい部分ではその調子やテンポを変え（本書第Ⅰ巻の「アナログ・マーキング」参照）、クライエントの無意識に働きかける。すなわち、

$$\sim R (A_d \langle A_t、O、V、K \rangle) \longrightarrow (O、K、A_t)$$

であるため、言葉によるメッセージのうち、KとA_tでマーキングされた部分については、クライエントは自覚することなく受け入れ反応し、その結果、会話のさなかに、どういうわけか深いトランスに入ってしまったということになるのである。こうした巧妙な操作もまた、昔から魔術と呼ばれてきたものである。

❷ 一貫しないクライエントとのコミュニケーション・パターン

　すでに述べたように、わたしたちヒプノティスト／コミュニケーターが通常

出会う一貫性の欠如には、ふたつの型がある。そのひとつ、同時に現れる一貫性の欠如は、クライエントが矛盾するメッセージ一式を伝えてくる状況で、たとえば、声の調子が伝えるメッセージ（A_t）と、言葉が伝えるメッセージ（A_d）や、姿勢・呼吸数・動作が伝えるメッセージ（ヒプノティストがVシステムで感知するK）、その他の出力チャネルを使って表現されたメッセージとが一致していないケースである。これをわたしたちが開発してきた表記にすると、以下のようになる。

$$C\ (A_d\ \langle A_t、K、V、O\rangle) \longrightarrow \text{ノー}$$

もうひとつは逐次現れる一貫性の欠如で、クライエントはある時点 t_1 で一貫していて、のちの別の時点 t_i でも一貫しているが、t_1 と t_i から得られるふたつの4タプルのメッセージの価値を比較すると矛盾しているというケースである。

$$\bar{C}\ (C\ (A_d\ \langle A_t、K、V、O\rangle)\ t_1)、(C\ (A_d\ \langle A_t、K、V、O\rangle)\ t_i) \longrightarrow \text{ノー}$$
ただし
$$C\ (A_d\ \langle A_t、K、V、O\rangle)\ t_1 \longrightarrow \text{イエス}$$
かつ
$$C\ (A_d\ \langle A_t、K、V、O\rangle)\ t_i \longrightarrow \text{イエス}$$

わたしたちの経験では、一貫性の欠如が逐次現れるクライエントと向き合ったときに取るべきもっとも有用な方法は、最初にそれを、同時に現れる一貫性の欠如に変えてしまうことである。これをできるだけ迅速に、できるだけ簡単に行なう方法のひとつはアンカリングである。具体的に説明しよう。

まず、クライエントが逐次的に表明した内容のいずれかを（公然とでも秘かにでも）アンカーし、次に、別の部分にアクセスする。ふたつめがアクセスされ、クライエントがそれを表現している最中に、ヒプノティスト／コミュニケーターはひとつめで設定したアンカーを利用する。この方法を使うと、クライエントは同時に矛盾するふたつの部分を体験するため、たいていは、意識状態が大いに変化する。わたしたちの経験では、通常、深い混乱状態が（ごくわず

かに）発生する。明敏なヒプノティストなら、その後、この混乱状態をうまく利用して、深いトランスへの道をたどることができる。

　本章では、これ以降、一貫性の欠如が同時に現れるクライエントとの取り組みを想定して論を進めていく。

　では、わたしたちのさまざまなモデルが提供する一連の方法をどのように選択して、一貫しないクライエントとの催眠によるコミュニケーションを効果的で創造的なものにするのか。これは、クライエントの各部分（矛盾のないメッセージによって提示される各部分）をそれぞれ別個の一貫したクライエントだとみなせば、本書第Ⅰ巻と第Ⅱ巻のこの部分までに紹介したパターンすべてを、それらに対して目一杯適用できる、という言い方をするのが、もっともわかりやすいだろう。つまり、ヒプノティスト／コミュニケーターとしてのあなたは、一貫しないクライエントから得たメッセージのひとつひとつを、その人物の正当な表現として受け入れ、個々の一貫したクライエントに適用するのと同じ原則やパターンを使って各メッセージに対応すればいいということである。

　したがって、たとえば、一貫しないクライエントからのあるメッセージが言葉（A_d）で伝えられ、別のメッセージが動作（K）で伝えられ、さらに別のメッセージが声の調子やテンポのパターニング（A_t）で伝えられたら、これまで何度もお勧めしてきたあの一番最初のパターン——クライエントとの対応にはそのクライエントの世界モデルを使う——を適用し、クライエントの各部分に対して、相手がメッセージを伝えるときに使っていた表象システムと出力チャネルで応じるのである。そうすれば、次の応答で、あなたの言葉の内容は相手の言葉（A_d）の意味と一致し、同時に、あなたの声の調子やテンポ（A_t）の質は相手のそれらに近づき、あなたの動作（K）は相手の動作に応じたものになる。

　表象システムをマッチさせたペーシングをこうしてひたすら適用していけば、確実に抵抗には遭わないで済む。抵抗は、クライエントのいずれかの部分とのペーシングが失敗したことを知らせる合図にすぎない。一貫しないクライエントの各部分をその人物の正当な表現として受け入れ、それらに対して、個々のクライエントに使うのと同じパターンを使い、同じようにケアを心がけてそれぞれに対応すれば、すぐに各部分から信頼されるようになり、抵抗は起こりようがなくなる。これは、エリクソンの有名なダブルテイクやトリプルテイクの

明示的表現である。

　一貫しないクライエントにどう対応するかについて、自分の考えを整理するひとつの方法は、その特定の状況で自分がコミュニケーターとして取りうるさまざまな反応を、ひとつの連続体として全体的に考えてみるといい。

　その連続体の一方の端には、セラピストがメタ・コメンティングと呼ぶものがある。たとえば、一貫しないクライエントが口では「はい、もういつでも深いトランスに入れます」といいながら、首は横に振っているような場合、メタ・コメンティングとは、「いつでも深いトランスに入れますとおっしゃったのは聞こえましたが、あなたがそういいながら、首をゆっくり横に振っているのが目に入りました……ちょっと混乱しています。あなたが本当はどうしたいのか、わたしが理解できるように力を貸していただけませんか？」といったコメントをコミュニケーターがすることである。連続体のもう一方の端にはミラーリングによる反応がある。つまり、コミュニケーターは、「そうですか、それはよかった、いつでもオーケーと聞いて嬉しいです」といいながら、首を横に振るのである。

　前者は、一般に洞察療法とか意識療法などと呼ばれているものに特有なやりかたで、これには、コミュニケーターがメタ・コメントをするまでは意識外にあったコミュニケーションの一部を、クライエントに強制的に意識させる効果がある。一般的に返ってくるのはショック反応である。クライエントが自分のさまざまな部分を伝えるために（意識的および無意識的に）選択しているコミュニケーション・チャネルを尊重していないためだ。後者のミラーリングは、わたしたちの経験からいうと、催眠によるコミュニケーション——中でもミルトン・H・エリクソンのそれ——で多く見られる反応である。

　わたしたちはコミュニケーターとして、コミュニケーションに間違いというものはないと信じている。あるのは結果だけである。メタ・コメンティングを行なえば、ショックのもつ価値と、クライエントがそれまで気づかずにいた物事や部分の意識化という結果が得られる。ミラーリングを行なえば、自分を伝えようとしているクライエントのあらゆる部分を迅速かつ効果的にペーシングし、抵抗を回避するという結果が得られる。

　わたしたち三人が個人的に好むのは、どうしても自分たちがより優雅な選択だと考えるもの、つまり、ミラーリングになるが、三人とも、文脈次第でいず

れをも選択できるようにはしている。ただ、本書は催眠に関するものであることから、一貫しないクライエントへの対応策としてわたしたちが関心を寄せるのは、ミラーリングに向かう側の連続体に属するやりかたとなる。連続体のメタ・コメンティング辺りに集中する方法に関心があり、もっと幅広い対応を身につけたいと考える読者には、グリンダー＆バンドラー著『魔術の構造』の第Ⅱ部第2部に、そうしたモデルを数多く用意してある。

　まず、わたしたちの経験からもいえることだが、一貫しないクライエントにもっとも強力な催眠反応を引き起こす方法のひとつは、すでに述べたとおり、ミラーリングである。ミラーリングの優れた使い手になるには、ヒプノティスト／コミュニケーターは自らの言語的・非言語的出力チャネルのコントロール法をフル装備するよう訓練を受けなくてはならない。

　適切なミラーリングを行なう能力は、ミラーリングの対象となる一貫性の欠如を見抜く能力がヒプノティスト／コミュニケーターにあることを前提としている。ミラーリングの効果は、クライエントの一貫しないメッセージに含まれる特別なパターンを、ヒプノティスト／コミュニケーターがどれだけ優雅に採用できるかで決まる。わたしたちのトレーニング・セミナーでミラーリングの指導を行なうときは、自分自身のコミュニケーションをクライエントのコミュニケーション・パターンにマッチするよう優雅に変更する力と自信がつくまでは、一度に使う出力チャネルをひとつに絞ってクライエントをミラーコピーすることを学んでいただいている。

　セミナーでそうしてミラーリングのスキルを身につけた人たちが、最初にこのスキルを使ったとき頻繁に顕在化させるのが、異なるパートもしくは世界モデル――たいてい、それ以前のものと大きく矛盾するもの――をクライエントの意識上に呼び出したときに発生する状況である。わたしたちはこれを「両極(ポラリティ)」と呼び、そうしたポラリティを操作する全体的な手順を「プレイング・ポラリティ」と呼んでいる（『魔術の構造』第Ⅱ部第2部参照）。

　ジョン・ローゼンのワークをよく知っている人なら、これは彼が統合失調症に効果的に用いているパターンのひとつであることがおわかりだろう。わたしたちの知人がかつていったことだが、「ローゼンはクライエントに対応するとき、あまりに効果的にそのクライエントの世界モデルを使うために、クライエントの精神病を破壊してしまう」。

これらのふたつの状況——いずれも有用な結果を生み出す優れた選択肢——によって生じる結果は、クライエントが提示した一貫しないメッセージに含まれるパターンをコミュニケーターが採用するとき、どれだけわかりにくいやりかたでそれをやるかで変わってくる。わかりにくい微妙なやりかたで行えば、即座に非常に効果的なペーシングが達成できる。クライエントがコミュニケーターのやりかたをはっきり見抜けば、それ以前は意識外にあったクライエントのあるパートの行動に急速にアクセスすることになる。これがつまり、ポラリティの操作である。

　一貫しないクライエントに対応する方法は、ほかにもある。これまでに紹介してきた秘かに使う誘導テクニックのいずれもが提案しているやりかたで、たとえば、クライエントが深いトランスをどのようなものだと理解しているかについて、細かく（4タップルの変項を使って体系的に探りながら）クライエントに質問し、そうしながら、クライエントの反応に充分注意を払い、それらの中から、組み合わせることで催眠の目的に役立つ変性意識状態をもたらすものを複数選び出し、それらに秘かにアンカーを設定する。もちろん、クライエントには、ヒプノティストととりとめのない話をしているという認識しかないが、いったんヒプノティストの望む変性意識状態の構成要素がしっかりアンカーされれば、あとはそれらのアンカーの引き金を同時に引くだけで、その変性意識状態が発生する。アンカーを設定するシステムを決める際には、4タップルとそれに結びついたRオペレータが、効果的で理にかなった判断方法を教えてくれる。もっと正確にいえば、一貫しないクライエントの場合、アンカーを設定するのは〜Rシステムのいずれかになる。

　ほかにもまだ、優れた方法はある。当たり障りのない話題で気楽なおしゃべりをしている間に、言葉によるメッセージのある部分を無意識レベルでアナログ・マーキングして、特に注目させるというやりかたである。そのためにいずれのシステム——つまり、いずれの〜Rシステム——を使うべきかは、やはりRオペレータが示してくれる。

　そのほかにも、秘かに行なう誘導で、一貫しないクライエントに効果を発揮するものがある。トラッキング・モデルⅡで詳述した複数のTOTEの共通部分に関係するものだ。このモデルを使う場合は、〜Rシステムのひとつに共通部分が生じるようなTOTEを含んだ4タップルを選ぶと、役に立つ。たと

えば、催眠のワークで、視覚をRオペレータとするクライエントに目を閉じてもらいたいときは、トラッキング・モデルⅡを使い、日の出を見つめる、冷たい水にもぐる、交通量が多くて埃っぽい未舗装道路を歩くなどの話題を織り交ぜた会話をするといい。これらの4タップルは（クライエントが意識する）視覚という点で、共通部分はほとんどないが、触運動覚的には、いずれも目を閉じる方向にリードするTOTEを含んでいる。

　さらには、驚愕誘導という優れた方法もある。クライエントが一貫性を欠くという事実は、当人が自分の対応能力と一体化していない状態にあることを示している。クライエントが混乱する状況を創り出せば、それを利用することができる。ただ、一体的に行動できない状態にあるため、この混乱状態からの回復には少々時間がかかる。驚愕誘導には数多くの種類がある。わたしたちがお勧めするのは、クライエントが一貫性の欠如を示す事柄についてクライエントといっしょに熱心に論じ合うことだ。そして、クライエントが明確に不一致を示し始めたら、クライエントの動作に繰り返し現れるパターンを見つけ出し、それを遮るだけでいい。

　本書第Ⅱ巻の冒頭で紹介した握手の中断による誘導は、その典型例である。握手は、この文化においては自動的な反応であり、わたしたちはそれを単一ユニットの行動だと意識して体験する。それが中断されると、一時的にプログラムのない状態、すなわち、混乱状態が生じるので、それを利用して有用な変性意識状態をいかようにも誘導することができる。クライエントが繰り返し示す運動性パターンはいずれも、鋭敏なヒプノティスト／コミュニケーターに同様の対応を取るチャンスを与えている。

　わたしたちの経験では、一貫しないクライエントにメタファーを使うのもきわめて効果的で、とりわけ強力なのが現実を積み重ねていくテクニックである。これらのパターンについては、本書続編のテーマにする予定である。

　最後に、リフレーミング――メタファーを使うものであれ、事実そのままのものであれ――を使えることにも触れておこう。これは多くの興味深いパターンを含んだ広範囲にわたるもので、その一部については『リフレーミング』（邦訳：星和書店）で取り扱っている。

　一貫しないクライエントへの創造的かつ効果的対応として上記に挙げたものは、いずれも一定の型を表わすパターン、すなわち、プロセスに関するパター

ンである。そういうものであるからこそ、助けを求めてやってきたクライエントに対応するヒプノティスト／コミュニケーターに、まさに無尽蔵ともいえる数の具体的な方法を提供するのである。

summary

エリクソンから何を学ぶか
わたしたちの目指すもの

　アリゾナ州フェニックスのミルトン・H・エリクソン医学博士には、催眠や変化の技を使う他のプラクティショナーたちとは一線を画す数々のスキルがある。中でも世界的に名高いのは、「どうにもならなかった人びと」に本人の思いどおりの結果をもたらすスキルである。

　「どうにもならなかった人びと」というのは、従来の医学や歯学、心理療法、催眠、宗教がさんざん手を尽くしても、必要とする助けを得られず、自分の望む変化を起こすことのできなかった人たちのことである。そうしたクライエントのひとつの特徴——エリクソンの説明やわたしたち自身の「どうにもならなかった」患者との体験から得られた特徴——は、彼らがひどく一貫性を欠いているように思われるという点である。彼らは通常、助けを求めていて、助けが必要だと言葉で訴え、その助けを受けることを要求し、あるいは懇願するが、彼らの行動は、そうして言葉で説明されたものとは異なる要求や望み、目標をもつ（一般的には意識外の）パートの存在を示している。鋭敏なコミュニケーターはこうした行動のさまざまな部分を利用することができる。

　この驚異的な能力は、ミルトン・H・エリクソンというすばらしい人間の類稀なる特徴を描くことで明らかになる。そして、その特徴を描く方法は数多くある。本書第Ⅰ＆Ⅱ巻はそうした試みのひとつであり、ジェイ・ヘイリーの

『アンコモンセラピー』（邦訳：二瓶社）もそのひとつである。

　本書第Ⅰ＆Ⅱ巻の中で繰り返し述べていることだが、わたしたちのモデルで紹介している数々のパターンは、エリクソンのコミュニケーションという広大で魅力的な世界を体系化する一方法にすぎない。しかし、そうではあっても、エリクソンのもつ強力な催眠のコミュニケーション・スキルとまさに同一のものを利用できるようになるという点で、これらはきわめて有用だと評価されるのではないだろうか。したがって、これらはプラクティショナーであるあなたが学び取って使い、自分のワークにどれだけ役立つかを自分自身の体験を通して判断するための選択肢である。

　わたしたちはエリクソンを体験し、彼から得た多くの学びを自分たちのワークに活かしてきた結果、エリクソンのもつふたつの特徴を特定するに至った。彼の驚異的な成功の多くはこのふたつによって明らかになると確信している。

(1) エリクソンは、クライエントが望みどおりの変化を起こすのに必要なリソースはすでにクライエント自身の中にあり、それらは利用可能であると信じている。
(2) エリクソンは、クライエントが示すコミュニケーション／行動をすべて受け入れ、利用する。

　これらふたつの信条は、自分自身のコミュニケーションと行動の前提として受け入れると、きわめて有用である。この点にも気づいたことを付記しておきたいと思う。

　注目していただきたいのは、これらふたつを催眠でのコミュニケーションと行動の前提だと考えると、さもなければ型破りに映るエリクソンの行動パターンの多くは、そうなるべくしてなっているのだとわかる、という点である。

　まずは、ひとつめの信条について考えてみよう。もしこれが催眠のコミュニケーションの前提だとしたら、次にもち上がるのは、具体的にどのようにしてそれらのリソースにアクセスし、どのようにしてそれらの管理を意識レベル／無意識レベル双方でクライエントに任せるのかという問題である。本書第Ⅰ＆Ⅱ巻は、そうしたテクニックを数多く明らかにしてきた。たとえば、第Ⅰ巻では言語パターンを系統立てて紹介し、第Ⅱ巻では、4タップルという強力なパ

ターンやトランスデリベーショナル・サーチ／TDサーチ、アンカリングなどを紹介している。

　次に、提示された行動をすべて受け入れて利用するというふたつめの信条だが、ここでもやはり問題がふたつ浮上する。ひとつは、どのようにしてクライエントが提示しているコミュニケーション／行動を感知するのかということ、今ひとつは、感知したコミュニケーションや行動をどのようにして利用するのかということだ。

　最初の問題については、基本的に、この第Ⅱ巻にて「アップタイム戦略」という言葉で説明しているコミュニケーション戦略を取るというのが解答である。この戦略は、コミュニケーター／ヒプノティストが自分の「7±2チャンク」の注意を使って、外的要因によって発生した感覚的体験——つまり、クライエントのコミュニケーション行動——を感知するというものだ。この戦略を使えば、クライエントが差し出しているメッセージは見抜くことができる。

　そのメッセージだが、有能で創造的なコミュニケーター／ヒプノティストが必ず有用だと感じる特別に有益なものがいくつかある。ひとつは、無限の豊かさをもちうる感覚的な内的体験世界のどの部分にクライエントが気づいているかを示す情報——クライエントのRオペレータ——である。この情報を効果的かつ楽に入手するには、表象システムを示す叙述語を聞き取る訓練をすればいい。

　クライエントの発するメッセージで次に有用なのは、クライエントが自分の体験をどのように創造／体系化しているのかを特定できるようにしてくれる情報——クライエントのLオペレータ——である。これもやはり、そのときにクライエントが使っているリード・システム／誘導体系を示すアクセシング・キューがわかるようになれば簡単だ。

　その次に有用なメッセージは、アップタイム戦略を使うことによって入手できるもので、クライエントの示している複数のメッセージの一致・不一致を示す情報——クライエントのCオペレータ——である。

　これら三つの情報は、優雅で効果的かつ創造的なコミュニケーションと変化から成る技（アート）にとってきわめて重要である。もしクライエントのCオペレータが「イエス」だった場合、つまり、コミュニケーター／ヒプノティストへの返事として示されたメッセージに矛盾がなかった場合はどうだろう。クライエン

トのRオペレータもわかっているコミュニケーター／ヒプノティストは、その時点ですでに、Rオペレータのオーバーラップの原則やトラッキング、4タップルのシーケンシングなど、クライエントのリソースにアクセスして利用するためのテクニックを幅広く手にしている。

では、もしクライエントのCオペレータが「ノー」だった場合、すなわち、クライエントから示されたメッセージに矛盾があった場合はどうだろう。この場合にこそ、4タップル・モデルの提供する強力なテクニックがこの上なく役に立つ。すべてのコミュニケーション／行動を受け入れて利用するというエリクソンの原則に従って、互いに矛盾するメッセージを、いずれも影響力をもちうるパートによる正当な表現として受け入れるのである。

コミュニケーション行動を含めて、現行の体験をすべて意識領域で表現するだけの力のないクライエントは、ヒプノティスト／コミュニケーターがクライエントからの多様なメッセージへの返答として使うさまざまなメッセージについても、その一部にしか気づかない。一般的に、ヒプノティスト／コミュニケーターはクライエントが無意識に伝えてくるメッセージのさまざまな部分を受け入れ、それに対応するが、それらのメッセージはクライエントの意識外に留めおくようにしている。そうすることでクライエントから差し出される選択肢を保存したまま、クライエントの世界モデルすべてをペーシングして最初の展開を図り、催眠によるコミュニケーションを成功させようとするのである。比較的単純なこの方法を使えば、「抵抗する」クライエントという言い方は不要になる。これはもちろん、本書がこれまで提供してきた主なパターンの一部を簡単に考察したものにすぎない。複数のメッセージを含むコミュニケーションを利用するには、いかなる複雑なスキルでもそうだが、学習が必要だ。これは、エリクソンが「ダブルテイク」、「トリプルテイク」として言及している現象の構造である。

本書第Ⅱ巻の第Ⅱ部は、本質的に、4タップルとそのオペレータが提供する系統立ったテクニックの統合であり、エリクソンの心理療法を受けに来たふたりのクライエントに関するふたつのトランスクリプトから成っている。これらのトランスクリプトは、映像／ビデオを文字に起こしたもので、これまで未発表だったものだが、オリジナルのフィルム／ビデオテープは『ミルトン・H・

エリクソン医学博士の芸術的手腕 *The Artistry of Milton H. Erickson, M.D.*』として、ハーバート・S・ラスティグ（M・D）有限会社（Herbert S. Lustig, M.D. Ltd., P.O.Box 261, Haverford, PA 19041）から入手可能である。

　トランスクリプトでは、エリクソンがクライエントに対して実際に行なったワークを適宜区切って提示し、その下にわたしたちがミニ・パターンと呼んでいるもの——基本的には、本書で特定し紹介している言語パターン——を提示している。また、囲み（コラム）の解説は構成を説明している。

　皆さんには、ぜひとも『ミルトン・H・エリクソン医学博士の芸術的手腕』を入手していただきたい。これは非常に内容が濃く、本書の残り部分の大半を占める解説も入っていて、エリクソンのテクニックを活用する際の優雅さ、有効性、創造性を培うための強力なリソースとなる。

　どうかこれらのパターンを入念に勉強し、ひとつかふたつずつ選び出しては、それらを数日間集中的に使うという進め方で、ご自分の無意識かつ体系的なコミュニケーションの一部にしていただきたいと思う。

　最後のまとめでは、ふたつのトランスクリプトを比較し、さらに上位レベルのパターニングを特定して紹介している。たとえば、4タップルのシーケンシングに関するパターン（エリクソンのトラッキング法の一例）がそれで、エリクソンはきわめて優雅かつ効果的に、ふたりのクライエントのすべてのコミュニケーション／行動を受け入れて利用し、彼ら自身の適切なリソースにアクセスして変化を手助けしている。

注

1. こうした行動パターンを自分のコミュニケーションのレパートリーに加えたいと心から望む読者には、ぜひとも本書に紹介したパターンから毎日ひとつかふたつを選び出し、それらを見つける練習や活用する練習を重ね、活用した結果がどうなるのかを理解していただきたいと思う。これをきちんとやりとおせば、それらのパターンは無意識の行動となり、あなたはまた別のパターンを見つけ、それを活用する練習ができるようになる。こうしたパターンの練習中は、あなたがもっとも高く評価している表象システムをトレーニングの補助として使うことが望ましい。
2. 変化に関する優れた論文としては、グレゴリー・ベイトソンの『精神の生態学』

（改訂第2版、新思索社、2000）に収められた「形式・実態・差異」をお薦めする。
3．「情報のビット数」という用語は、専門用語として明確に定義されている（情報理論を紹介するものなら、いずれでも確認可）。
4．注意深い読者は、変項につけた上付きの「i」「e」および時空を示す下付き文字に、不要なものがあることにお気づきだろう。具体的には、上付き文字が「e」の場合、時空は必ず今ここになる。つまり、感覚的な体験（外的に生じた体験）に注目しているということは、まさに今この場所で生じている感覚の特異性を体験しているということである。上付き文字が「i」の場合にのみ、時空座標は今ここ以外になりうる。したがって、もっとすっきりした（そして、それゆえに、モデリングの基準からいえば、よりエレガントな）表わし方にしようと思えば、時空座標を示す下付き文字をシンプルに使えばいい。変項のどれかに下付き文字がなければ、慣例として、その要素は今ここで発生しているということにするのである。ただ、本書の4タップルはそこまですっきりさせてはいない。ワークショップやセミナーで4タップルを使って指導する場合、現在の形で上付き文字・下付き文字双方を使うほうが教えやすいことがわかっているからだ。
5．もうひとつ、4タップルの観点からアップタイム戦略を理解する方法がある。アップタイム戦略で動いている人はRオペレータにある制約を加えていると考えるのである。具体的にいえば、この制約は一種のフィルターであり、このフィルターをかけることによって、外的に生じた体験のみに気づいている状態、それのみを意識に上らせている状態を発生させていると考えるのである。これを書き表わすと、以下のようになる。

$$R^e\,(A_d\,\langle V、K、A_t、O\rangle)$$

　これからわかるのは、アップタイム戦略で動いている人は内的な体験を発生させているかもしれないし、発生させていないかもしれないということだ。いずれの場合も、当人は自ら、外的に発生した体験の一部のみを意識するようにしている。こちらのほうが、アップタイム戦略を実際に使ったり指導したりするときのわたしたち自身の体験に合致している。この点を指摘し、ほかにもコメントを寄せてくれたポール・カーターに感謝する。
6．これは、言語システムがその使い手の知覚や体験に与える影響に関する、ウォーフ

――サピア催眠の説明である。

7. クライエントが言語的表象と体験とを結びつけられるよう手助けするために、どのように言語によるコミュニケーションの形成パターンを見きわめて活用するかを示した完全モデル。

8. A_dとRというふたつのオペレータ間の相互作用を理解するためのもうひとつの方法は、Rオペレータがまず4タップル（一次体験）に適用されると仮定するやりかたである。

$$R \langle V、K、A_t、O \rangle \longrightarrow (V)$$

その結果として、たとえば、クライエントはその時点でその体験の視覚的要因に注目することになる。そののちに、今度は、自分が気づいている体験部分を言葉で（自分自身あるいは他者に）伝えるのである。

$$A_d (R \langle V、K、A_t、O \rangle) \longrightarrow A_d (V)$$

A_dとRの各オペレータをこの順序で適用すると、4タップルは言語形式を生み出すモデルとして使うことができる。つまり、これによって、常々体験の視覚的要因に意識的に注目している人が、どうして体験の視覚的表現を前提とする叙述語をよく使うのかを説明できるということである。したがって、ある人が別のある人から得たメッセージのどの部分をどう表現するかを表わすモデルとして4タップル・モデルを使うときは、Rオペレータをユニット全体に適用すると役に立つ。

$$A_d \langle V、K、A_t、O \rangle$$
すなわち
$$R (A_d \langle V、K、A_t、O \rangle)$$

しかし、ある人がもっとも高く評価している表象システムと、その人が言語によるコミュニケーションで（無意識に）選択して活用している言語形式との関係を理解するために4タップル・モデルを使うのであれば、もっとも有効な順序は以下のようになる。

$$A_d (R \langle V、K、A_t、O \rangle)$$

第Ⅱ部　エリクソンのセッション記録

これまで未発表だった以下のトランスクリプトと解説は、ミルトン・H・エリクソンが催眠と心理療法の技法とをいかに組み合わせているかを明らかにしている。また、彼が言語パターンをいかに絶妙かつ体系的に使っているか、そうした下位パターンをいかに精緻にグループ化し、クライエント自身のリソースに効果的にアクセスし、それらを活用してトランス誘導と利用に役立てているかを具体的に伝えている。彼のワークはこうした技法上のスキルによって、強力で効果的で複雑なものになっている。エリクソンは非言語的コミュニケーションに実に敏感であり、そうしたコミュニケーションを巧みに使っているという点を憶えておくと有用である。

　以下のトランスクリプトには三つのレベルのパターン形成（パターニング）が含まれている。

　第一レベル：本書第Ⅰ巻「言語パターン篇」で概説している言語パターン。

　第二レベル：クライエント自身の過去の体験——すなわち、各クライエントが望みどおりの変化を遂げるのに必要なリソースを含む４タップル——にアクセスして、それらを利用するときのパターン。このレベルのパターニングとは、本質的に、第一レベルのさまざまなパターンを、トランスの誘導と利用を目的とした自然類にグループ化することである。たとえば、削除、「原因と結果」という言語的因果モデリング、名詞化、会話の公準、不特定指示指標などの第一レベルのパターンを結びつけて指示を形成し、催眠セッションの統合的部分として、クライエントが上位レベルのトランスデリベーショナル・サーチ／ＴＤサーチを行なえるようにする。

　第三レベル：４タップルの配列（シーケンス）パターン。エリクソンによるワークの理解を深めようとして４タップル・モデルを使った結果、どう見ても、どう聞いても、ひどく異なっていると思われたふたつのトランスクリプトが、嬉しいことに、第三レベルでは相等しい（同型の）構造をもっていることが明らかになった。したがって、このきわめて強力なレベルのパターニングを身につければ、ヒプノティストは、催眠によるコミュニケーションを体系化するための系統立った統合的形式戦略を備えることになる。このレ

ベルのパターニングについては、最初の二レベルのパターンに関するトランスクリプトと解説の結論部分で別途述べるつもりである。

モンドとのセッション
トランスクリプトⅠ ①〜⑲

> **セッションの背景**：モンドは32歳の既婚女性で、子供が三人いる。エリクソンとのセッションは、それ以前の半年間にすでに三度行なわれていて、彼女が催眠にきわめてよく反応すること、深いトランス現象を実行する力があることがわかっている。彼女の主訴は、人として、妻として、母としての自分に自信がないことだった。

① では、モンド、今回、あなたには、時間をかけてトランスに入っていただこうと思います。

   今回…時間をかけて…入って…
         →前提

言葉のリードによる過去のトランス体験のTDサーチ→①〜③

---

② あまり短時間でトランスに入っていただきたくないのです。

   短時間でトランスに入る　　→前提

③ そして、おわかりのように、それはあなたにとってとても簡単なことです。

   おわかり…　　　　　　　　→読心術
   おわかり…、…とても簡単…→前提
   それ　　　　　　　　　　　→不特定指示指標

そして、おわかり…　　　　→因果／接続詞

　　　　　　　　　　（エリクソン、ニックのほうを向く）

④　そして、ニックには、ここにいる間、観察していただきたいと思っています、モンドの表情がどうか。

　　　　　そして…　　　　　　　→因果／接続詞
　　　　　いる間　　　　　　　　→暗示的原因
　　　　　観察していただきたいと思っています、モンドの表情がどうか。
　　　　　　　　　　　　　　　　→センテンスの断片
　　　　　観察して…　　　　　　→命令の埋め込み

> クライエント（モンド）の過去のトランスを表わす4タップルのTDサーチ。同時にニックには、視覚のリードを使うよう指示。観察できる行動／観察できない行動のペーシング→④〜⑥

⑤　そうすれば、あなたの無意識の心は多くを学ぶことになるでしょう。

　　　　　そうすれば、あなたの…　→因果／接続詞
　　　　　多くを学ぶこと　　　　　→命令の埋め込み
　　　　　心・多く　　　　　　　　→名詞化
　　　　　多くを学ぶ…　　　　　　→前提

⑥　だから、体の向きを変えて眺めることです、そうすれば、彼女をよく見られます。

　　　　だから、体の向きを変えて…→**因果／暗示的原因**
　　　　体の向きを変えて眺めること…→**命令の埋め込み**

　　　　　　　　　（エリクソン、モンドのほうを向く）

⑦　本当にそんなに速くなくていいんです、モンド。

　　　　そんなに速く…本当にそんなに速く
　　　　　　　　　　　　　　→**前提**
　　　　何がそうでなくていいのか　→**削除**

　　細分化と、反応の可能性の構築（アクセスした4タップルをまだ充
　　分に体験しないよう、クライエント〔モンド〕に指示）→⑦〜⑨

⑧　まず、少し話をしましょう。というのも、トランスに入ったら、あなたにとって重要なあることをしてもらいたいと思っているからです。

　　　　話、トランス、重要　　　→**名詞化**
　　　　まず…トランスに入ったら…→**前提**
　　　　重要なあること…　　　　→**不特定指示指標**

⑨　そして、なんといってもあなたのためなのです。

　　　　なんといっても　　　　　→**前提**
　　　　何があなたのためなのか　→**削除**

そして…　　　　　　　　→因果／接続詞

⑩　そして、ただ待っています。

　　　　　そして…　　　　　　　　→因果／接続詞
　　　　　ただ…　　　　　　　　　→前提
　　　　　待っています…　　　　　→読心術
　　　　　誰が誰のため／なんのために待っているのか
　　　　　　　　　　　　　　　　　→削除
　　　　　そして、ただ待っています　→センテンスの断片

> クライエント（モンド）の観察できる行動／観察できない行動のペーシング→⑩〜⑭

⑪　そして、あなたには、なぜわたしが待っているかわかっています。

　　　　　そして、あなたには…　→因果／接続詞
　　　　　そして、あなたにはなぜわたしが待っているかわかっています
　　　　　　　　　　　　　　　　→センテンスの断片
　　　　　わかっています　　　　→読心術
　　　　　何を待っているのか　　→削除

⑫　それでいいですよ。（モンドの表情が落ち着く）

　　　　　それ…　　　　　　　　→不特定指示指標
　　　　　誰／何にとっていいのか　→削除

⑬ それでいいんです。

  それ…　　　　　　　　　→不特定指示指標
  誰／何にとっていいのか　→削除

⑭ 途中ずっと閉じたままで。（モンドの目が閉じる）

  何が途中ずっと閉じたままなのか…
  　　　　　　　　　　　　→削除
  途中ずっと…　　　　　　→前提
  途中ずっと閉じたままで…　→センテンスの断片
  途中　　　　　　　　　　→名詞化

---

⑮ これからトランスの中へ深く入っていきますから、あなたの無意識はあなたのもつ例の膨大な記憶と取り組むことができるようになります。

  深く…、…膨大な…、…あなたのもつ…記憶…
  　　　　　　　　　　　　→前提
  トランス、無意識、記憶…　→名詞化
  から…　　　　　　　　　→因果／暗示的原因
  例の…と取り組むこと　　→命令の埋め込み

> アクセスした4タプルのK変項（Rオペレータ）に注意するよう、クライエントに指示。両極(ポラリティ)の移動→⑮〜⑰

⑯　そして、おおいに気持ちよく感じてほしいと思います。

　　　　そして…　　　　　　　　→因果／接続詞
　　　　気持ちよく…、…おおいに気持ちよく…
　　　　　　　　　　　　　　　　→前提
　　　　おおいに気持ちよく感じて…→命令の埋め込み

⑰　そして、トランスの中にいる間、あなたには涼しさを感じてほしいのですが、寒すぎるのはだめです、ほどよい涼しさ——もう少しだけ暖かくしたいなと思うくらいの涼しさにしていただきたいと思います。

　　　　そして…　　　　　　　　→因果／接続詞
　　　　間…、…くらいの…　　　→暗示的原因
　　　　の中にいる間…、…すぎるのはだめ…、…ほどよい…、…もう少しだけ…、
　　　　…くらいの…　　　　　　→前提
　　　　何／誰にとって寒すぎる？…、…何／誰と比べてもう少し暖かく？…
　　　　　　　　　　　　　　　　→削除
　　　　トランス、涼しさ、涼しさ、涼しさ…
　　　　　　　　　　　　　　　　→名詞化
　　　　涼しさを感じて…　　　　→命令の埋め込み
　　　　それ…〔寒暖の it、日本語には訳出していない〕
　　　　　　　　　　　　　　　　→不特定指示指標

---

⑱　さて、次第に深くトランスに入っていく間、それはまるで高速道路を走っているようで、これまでの人生のあの光景やこの光景を通り過ぎていきます。

　　　　トランス、人生、光景、光景…→名詞化

（入っていく）間…	→因果／暗示的原因
これまでの人生の…	→作用域の曖昧さ
次第に深く…	→前提
それ…、…高速道路…、…あの光景…、…この光景…	
	→不特定指示指標
次第に深く入って…	→命令の埋め込み
走っている…、…通り過ぎていきます…	
	→不特定動詞

> 年齢退行をペーシングしながら、クライエントには、アクセスした4タップルのV変項（Rオペレータ）に注意するよう指示を出すことで、メタファーに着手→⑱〜㉓

⑲ そして、たぶん、長い間考えることもなかったけれど、思い出そうとすれば思い出すことのできるとてもすばらしいことを。

そして…	→因果／接続詞
とてもすばらしいこと	→不特定指示指標
そして、たぶん、…ことを	→センテンスの断片
考える…、…思い出す…	→不特定動詞

⑳ そして、思うのですが、長い間考えることもなかった幼いころの、初期の記憶を何か見つけたら、すごくおもしろいことでしょう。たとえば、自分が立ち上がれることに気づき、それから、世界がまったく違って見えたときのこととか。

そして…、…それから…	→因果／接続詞
幼いころの、初期の記憶を何か…	
	→不特定指示指標

    すごくおもしろい…   →前提
    記憶…   →名詞化
    たとえば…   →因果／暗示的原因
    気づき（気づく）… →不特定動詞
    気づき…   →前提
    世界…   →名詞化
    誰の目に／どう違って見えるのか？…
             →削除
    違ってみえる…   →前提
    とき…   →不特定指示指標

㉑ 這うのをやめて立ち上がると、世界はふいにすばらしい表情になります。

    立ち上がると…   →前提
    （立ち上がる）と… →暗示的原因
    世界…   →名詞化
    なります…   →不特定動詞
    なります…   →前提
    と、すばらしい表情になります…
             →命令の埋め込み

㉒ それから、少し年上のあなたは体を折ると、両脚の間から世界を見ました。

    誰より年上なのか… →削除
    と、…   →因果／接続詞

㉓ そうすると、この世界の表情について別の見方をすることになり、あなたはそれを見て、おもしろいと思ったのでした。

    そうすると…、…（見）て →因果／暗示的原因
    見方をすること…   →命令の埋め込み

モンドとのセッション

　　する…　　　　　　　　　　→不特定動詞
　　この世界の表情…　　　　　→指示指標
　　世界の表情…　　　　　　　→名詞化
　　思った…　　　　　　　　　→不特定動詞
　　どのように面白いと思ったのか…
　　　　　　　　　　　　　　　→削除
　　することになり…、…あなたはそれを見て…
　　　　　　　　　　　　　　　→前提

㉔　何かひとつ、わたしに話せるようなこと、知らない人にも話せるようなこと、人に伝えることができるようなことを選び出していただきたいと思います。

　　（話せる）ような…、…（話せる）ような…、…（伝えることができる）ような…　　　　　　　　　　　→暗示的原因
　　人に伝えること…　　　　　→命令の埋め込み
　　伝える…　　　　　　　　　→不特定動詞
　　ことを…選び出して…　　　→命令の埋め込み
　　こと…　　　　　　　　　　→不特定指示指標
　　選び出し（選び出す）…　　→不特定動詞

> 過去の楽しい4タップル（Rオペレータ：K変項）にアクセス（TDサーチ）するよう指示→㉔～㉖

㉕　何かとても楽しいこと、とても魅力的なことを。

何か…、…魅力的なことを　→センテンスの断片
何か…　　　　　　　　　　→指示指標
とても…、…とても…　　　→前提

㉖　そして、あなたは今、涼しくて気持ちのいい感じを行きわたらせている最中ですが、それとちょうど同じように、自分の体験に温かくて気持ちのいい感じを行きわたらせることができます。なんといっても、それらは放射するからです。

そして…ちょうど同じように…→暗示的原因
行きわたらせている…　　　　→前提
行きわたらせること　　　　　→命令の埋め込み
行きわたらせる…、…放射する…
　　　　　　　　　　　　　　→不特定動詞
感じ…、…体験…　　　　　　→名詞化
体験に…感じを行きわたらせる…
　　　　　　　　　　　　　　→選択制限
何を／誰に放射するのか…　　→削除

㉗　次にあなたは、ニック（夫）の両手が上に挙がるのを見たことを思い出します。

次に…上に挙がるのを…思い出します…
　　　　　　　　　　　　　　→命令の埋め込み
思い出します…　　　　　　　→不特定動詞
思い出します…　　　　　　　→前提
いつ／どこで上に挙がったのか…
　　　　　　　　　　　　　　→削除

> 4タップルにアクセス（TDサーチ）して（LオペレータはV）、腕の浮揚へとトラッキングする→㉗

㉘ あなたは自分のどちらの手が顔のほうへ挙がることになるのか、わかっているのだろうか、とわたしは疑問に思っています。

  わかっているのだろうか… →前提
  挙がる…わかっている… →不特定動詞
  挙がる… →前提
  どちらの手…わかっているのだろうか、とわたしは疑問に思っています…
      →質問の埋め込み

> アクセスした4タップルのV変項からK変項（Rオペレータ）にオーバーラップするよう指示。観察できる行動のペーシング、腕浮揚の継続→㉘

㉙ そして、わたしがそう疑問に思っていても、それはもち上がってあなたの顔に向かって速やかに動くことでしょう。

  そして… →暗示的原因
  疑問… →名詞化
  それ… →不特定指示指標
  それはもち上がって…動くこと→命令の埋め込み

もち上がって（もち上がる）…動く	
	→不特定動詞
速やかに…	→前提

> 観察できる行動／観察できない行動のペーシング、腕浮揚の継続
> →㉙～㉟

㉚　それがどちらなのか、あなたはやっとわかり始めます。というのも、それが太ももを離れるまでは確信がもてないからです。

わかり…	→前提
それ…、…どちら…	→不特定指示指標
というのも…	→暗示的原因
それ…	→指示指標
までは…	→暗示的原因
確信がもてない…	→前提

㉛　それは上がって行きます。さっきより速く。さらに速く。（モンドの左手と前腕がわずかにもち上がる）　もうあなたにはわかります。そして、わかるのは嬉しいことです。

それ…	→不特定指示指標
行きます…、…わかる…	→不特定動詞
何がわかるのか…	→削除
そして…	→暗示的原因
わかるのは…	→前提

㉜　そして、それはあの感じにどこか似たものです——顔のほうに上がって——かつて子供のころ、自分の手が自分のものだと気づいたときのあの感

じに。

  そして…　　　　　　　　→暗示的原因
  それ…、あの感じ…もの…　→不特定指示指標
  感じ…　　　　　　　　　→名詞化
  かつて…、…気づいた…　　→前提
  気づいた…、…好きになりなさい…〔左の訳文に「好きになりなさい」はないが、最初の英文は、it's something like that feeling であり、something のあとに少し間を入れると、次の like が動詞のようにも聞こえ、like that feeling が命令のようにも聞こえるため、不特定動詞としても取り上げられている〕
  　　　　　　　　　　　　→不特定動詞

㉝ そして、学ぶことは、すてきなことです——顔のほうに上がって。

  そして…　　　　　　　　→暗示的原因
  こと…　　　　　　　　　→不特定指示指標
  学ぶこと…　　　　　　　→命令の埋め込み
  学ぶ…　　　　　　　　　→前提
  何を学ぶのか　　　　　　→削除

㉞ そして、あなたの無意識は例のぎくしゃくした動きを示しています。というのも、あなたの無意識は、あなたの意識がなめらかな動きを使うことを許可しているからです。

  そして…　　　　　　　　→暗示的原因
  例の…動き…　　　　　　→不特定指示指標
  というのも…　　　　　　→原因と結果
  無意識…、…意識…、…動き…→名詞化
  使う…　　　　　　　　　→前提
  示しています…、…使う…→不特定動詞

㉟ そして、あなたの無意識は、こうして多かれ少なかれ反射作用のようにそれを行なっています。(モンドの左手と前腕がゆっくり上がりつづける)

  そして…　　　　　　→暗示的原因
  無意識…　　　　　　→名詞化
  それ…　　　　　　　→不特定指示指標
  行なっています…　　→不特定動詞
  こうして…のようにそれを行なっています…
  　　　　　　　　　　→前提

㊱ そして、遅かれ早かれ——わたしにはいつなのか正確にはわかりませんが——あなたは自分が見たいと思うことについてあれこれ考えることになるでしょう。

  そして…　　　　　　　→暗示的原因
  見たいと思うこと…　　→命令の埋め込み
  見たいと思う…　　　　→前提
  あれこれ考えること…　→命令の埋め込み
  あれこれ考えることになる…→不特定動詞
  こと…　　　　　　　　→不特定指示指標

> 年齢退行および肯定的幻覚への４タップルにアクセス（TDサーチ、Lオペレータは V）→㊱〜㊳

㊲ あなたが目を開き、かつ、それを見ることができるかどうか、わたしにはわかりません。たぶん目を閉じたままでそれは見えるでしょう。

目を開き…わたしにはわかりません	
	→質問の埋め込み
かつ…	→接続詞
それ…、…それ…	→不特定指示指標
目を開き…、…それを見る…、…目を閉じたままで…	
	→前提

㊳　何か長い間見ていなかったもので、当時楽しんだもの、しかも、ずっと忘れていたもの。

何か…	→不特定指示指標
見ていなかった…	→前提
楽しんだ…	→不特定動詞
楽しんだ…	→前提
当時…	→不特定指示指標
しかも…	→暗示的原因
ずっと忘れていた…	→前提
忘れていた…	→不特定動詞

㊴　先日の夜、わたしは若い女性と話したのですが、彼女は自分で感じ取るんです、その心地よい感じがどんなものかを。

先日の夜…、…若い女性…、…彼女…	
	→不特定指示指標
自分で感じ取るんです、その心地よい感じがどんなものかを…	
	→命令の埋め込み
心地よい感じ…	→名詞化

| 自分で感じ取る… | →不特定動詞 |
| 自分で感じ取る… | →前提 |

メタファーの継続（⑱以降）　年齢退行と楽しい記憶の4タップル
（RオペレータはK）へのアクセス（TDサーチ、LオペレータはV）
→㊴〜㊶

㊵　彼女は犬を抱いていて、そして、それは就学前のことでした。

| 彼女…、…それ… | →不特定指示指標 |
| そして… | →暗示的原因 |

㊶　そして、あなたが子供のころもっていた（エリクソンはモンドの右手首の両サイドに上向きの力を少し込める）希望のいくつか（モンドの右手と前腕がもち上がる）。

そして…	→暗示的原因
子供のころもっていた…	→前提
もっていた…	→不特定動詞
希望…	→名詞化
いくつか…	→不特定指示指標
そして、…子供のころ…いくつか	
	→センテンスの断片

㊷　そして、顔に触れることでしょう。そして、それが顔に触れると、あなたは自分の左、自分の右手をその位置に維持できなくなります。

そして…	→接続詞
顔に触れること…	→命令の埋め込み
そして…と…できなくなります…	
	→原因と結果
それ…	→不特定指示指標
その位置…	→不特定指示指標
できなくなります…	→前提

> ペーシング（LオペレータはV）。限定的なヴィジョンと否定的な幻覚の4タップルにアクセス→㊷〜㊹

㊸ 今、それを下ろすことはできません、左手はまず顔に触れなくては……それは上に挙がっていきます。

下ろすことはできません…	→前提
下ろすことはできません…	→不特定動詞
それ…	→不特定指示指標
触れなくては…	→前提
まず…なくては…	→因果
上に…	→前提

㊹ さあ、あなたとわたしはここでふたりきりになることができます。大丈夫です。そして、わたしは、自分が話しかけたいと思う人には誰にでも話しかけられます。

ふたりきり…	→前提
なることができます…	→不特定動詞
ここでふたりきりになることができます…	

	→会話の公準
そして…	→暗示的原因
誰にでも…	→不特定指示指標

　　　　　　　　（ニックに向かって）

㊺　そして、ニック、あなたには、まだトランスに入ってほしくありません。
　　でも、あなたの無意識は今すぐ、非常に多くのことを学んでいきます。

そして…	→接続詞
まだ…	→前提
入って（入る）…	→不特定動詞
無意識…	→名詞化
非常に多くのことを…	→前提
学んでいきます…	→不特定動詞
何を学んでいくのか…	→削除

> 観察できる行動／観察できない行動のペーシング、腕浮揚の継続
> 　　　　　　　　　　　　　　　　　　　→㊺〜㊾

㊻　ただ、あなたには、それが何を学んでいるのか、わからないだけです。

だけ…	→前提
それ…	→不特定指示指標
学んでいる…	→前提
学んでいる…、わからない…	→不特定動詞

何を？…　　　　　　　　　→削除

㊼　あなたが学んでいることをひとつ教えてあげましょう。

　　　あなたが学んでいる…　　　→前提
　　　学んでいる…　　　　　　　→不特定動詞
　　　ひとつ…　　　　　　　　　→不特定指示指標

㊽　そして、それは、あなたの左手が、あなたにそのつもりがなくても、もち上がり始めているということです。

　　　そして…　　　　　　　　　→暗示的原因
　　　もち上がり始めている…、…ということです…
　　　　　　　　　　　　　　　　→前提
　　　始めている…　　　　　　　→不特定動詞

㊾　そして今、あなたのまぶたはあなたがうまくできていないことを伝えています、そして、あなたの顔は和らぎつつあります。

　　　そして…　　　　　　　　　→暗示的原因
　　　伝えています…　　　　　　→不特定動詞
　　　伝えています…　　　　　　→前提
　　　そして…　　　　　　　　　→暗示的原因
　　　和らぎつつあります…　　　→不特定動詞
　　　和らぎつつあります…　　　→前提

（モンドに向かって）

㊺　そして、わたしが別のところで話している間に、モンド、あなたはさらに深い眠りに入っていきつつあります。

　　　　そして…間に…　　　　　→暗示的原因
　　　　別のところで…　　　　　→不特定指示指標
　　　　入っていきつつあります…→前提
　　　　入っていきつつあります　→不特定動詞

> ペーシング。腕浮揚（LオペレータはV）から、年齢退行の4タップル（RオペレータはK）へ→㊺〜㊿

㊿　そして今、その左手を顔まで到達させましょう、そうすれば、右手は下に行くことができます。

　　　　そして…　　　　　　　　→接続詞
　　　　させましょう…　　　　　→不特定動詞
　　　　そうすれば…　　　　　　→因果
　　　　右手は下に行くこと…　　→命令の埋め込み
　　　　行く…　　　　　　　　　→不特定動詞
　　　　させ…、…行く…　　　　→前提

㋔　どんどん近づいていきます。それはほんの3インチほどのところまで来ています。2.75インチです。（モンドが微笑む）それでいいんです、それを楽しむんです。

　　　　どんどん近づいて…　　　→前提
　　　　何が近づいているのか…　→削除
　　　　それ…、…ほんの…　　　→不特定指示指標
　　　　ほんの…　　　　　　　　→前提

来ています…	→不特定動詞
それ…	→不特定指示指標
でいい…、…楽しむ…	→前提
です…、…楽しむ…	→不特定動詞
それ…	→不特定指示指標

㊼ そして、いつ左手が顔に触れるのかを、あなた自身が知る以前にあなたの右手が知ったとき、それは意外にもあなたのところに到達することができます。

そして…	→接続詞
触れる…	→前提
顔に触れる…	→会話の公準
知る…	→不特定動詞
右手が知った…	→選択制限
知った…	→前提
とき…	→原因と結果
それ…	→不特定指示指標
到達することができます…	→前提
到達することができます…	→不特定動詞
それは意外にもあなたのところに到達することができます…	→会話の公準

㊵ どんどん近づいていきます。

どんどん近づいて…	→前提
何が何に近づいていくのか…	→削除

㊴ そして、たぶん、ちょっとしたズルをすることができますが、ただ、わたしが何をいいたいのか、あなたにはわかりません。それでいいんです、あなたはズルをし始めています。

そして…　→接続詞
できます…　→前提
できます…　→不特定動詞
ちょっとしたズルをする…　→会話の公準
ちょっとしたズル…　→不特定指示指標

(56) ただ、わたしが何をいいたいのか、あなたにはわかりません。

わかりません…　→前提
わかりません…　→不特定動詞
何をいいたいのか…　→削除

(57) でも、あなたの無意識にはわかっています、だから、わたしがそれをはっきりさせてあげましょう。

でも、あなたの…　→暗示的原因
無意識…　→名詞化
わかっています…　→前提
わかっています…、…はっきりさせ（はっきりさせる）…
→不特定動詞
だから…　→接続詞
それ…　→不特定指示指標

(58) あなたは顔をほんの少し下のほうに動かして、手に触れようとしています。

動かして…　→前提

(59) そして、わたしが願っているとおりに、あなたがそれを楽しんでくれるといいのですが。

　　　　そして…　　　　　　　　→接続詞
　　　　とおりに…　　　　　　　→暗示的原因
　　　　それ…　　　　　　　　　→不特定指示指標
　　　　楽しんで…　　　　　　　→前提
　　　　楽しんで（楽しむ）…　　→不特定動詞

⑥⓪　そして、あなたはたぶん、わたしにわかる以上にそれを楽しむでしょう。

　　　　そして…　　　　　　　　→接続詞
　　　　わかる…、…楽しむ…　　→不特定動詞
　　　　以上に…　　　　　　　　→暗示的原因
　　　　それ…　　　　　　　　　→不特定指示指標
　　　　楽しむでしょう…　　　　→前提

⑥①　それはどんなふうにクライマックスに達していくのでしょうか？

　　　　それ…　　　　　　　　　→不特定指示指標
　　　　クライマックスに達していく…→前提
　　　　（達して）いく…　　　　→不特定動詞

⑥②　顔が下に動いて手に触れようとすることによってでしょうか、手が上に動いて顔に触れようとすることによってでしょうか？

　　　　顔が下に動いて手に触れようとする？…
　　　　　　　　　　　　　　　　→質問の埋め込み
　　　　動いて…　　　　　　　　→前提
　　　　動いて（動く）…　　　　→不特定動詞
　　　　手に触れよ…　　　　　　→命令の埋め込み
　　　　触れ…　　　　　　　　　→前提
　　　　触れ（触れる）…　　　　→不特定動詞
　　　　手が上に動いて顔に触れようとする？…

	→質問の埋め込み
とする…	→前提
とする…	→不特定動詞
顔に触れよ…	→命令の埋め込み
どこで触れるのか…	→削除
触れ…	→前提

㉖ あなたは本当にわかっていません、でも、やがて気がつくでしょう。

わかっていません…	→前提
わかっていません…	→不特定動詞
でも…	→暗示的原因
気がつく…	→前提
やがて…でしょう…	→センテンスの断片、不特定動詞

㉕ さて、それはどちらになりそうですか?

なりそうです…	→前提
なりそうです…	→不特定動詞
それ…	→不特定指示指標
何がどちらになりそうなのか…	→削除

㉖ 今あなたは、一瞬、それは手のほうになりそうだと考えました。

それ…	→不特定指示指標
考えました…	→前提
考えました…	→不特定動詞

㉗ 依然として思っているのは、手のほう——

依然として思っている…	→前提

思っている…	→不特定動詞
誰が何について思っているのか…	
	→センテンスの断片、削除

⑥⑦　そして、それが触れたとき、あなたの右手は落ちるでしょう。（モンドの左手と顔が触れ、右手が太ももに戻る）

そして…とき…	→暗示的原因
それ…	→不特定指示指標
触れた…	→前提
触れた…	→不特定動詞
落ちるでしょう…	→前提
落ちるでしょう…	→不特定動詞
いつ、どこに触れたらなのか…	→削除

⑥⑧　非常に深く。

何が／どこへ非常に深くなのか…	
	→センテンスの断片、削除

> 肯定的な幻覚、ＶとＫの分離を指示→⑥⑧〜⑦②

⑥⑨　さて、これからあなたは、過去のどこかで幸せな光景に出会うでしょう。

どこか…	→不特定指示指標
幸せな光景…	→不特定指示指標

光景…	→名詞化
出会うでしょう…	→前提
出会う…	→不特定動詞
何の／誰の光景なのか…	→削除

⑦⓪ そうしたら、それを視覚化してほしいのです。幸せな光景。

そうしたら…	→接続詞
それを視覚化して…	→命令の埋め込み
それを視覚化し…	→前提
それ…	→不特定指示指標
幸せな光景…	→センテンスの断片
何を／誰を／どこで視覚化するのか…	
	→削除

⑦① そして、とにかくたどり着き、それをつかみ、それをもち出すのです。

そして…	→接続詞
たどり着き、それをつかみ、それをもち出すのです…	
	→選択制限、命令の埋め込み
たどり着き、つかみ、もち出す…	→前提
それ…、…それ…	→不特定指示指標
誰の／何のために…	→削除

⑦② 何もかももつ必要はありません、幸せだけでいいのです。

何もかも…	→不特定指示指標
もつ…	→前提
もつ…	→不特定動詞
幸せ…	→名詞化

�733 少しだけ目を開けることができるか、見てみましょう、そして、わたしとふたりだけになることにしましょう。

  少し…できるか、見てみましょう…
        →会話の公準
  開ける…   →前提
  開ける…   →不特定動詞
  そして…   →暗示的原因
  わたしとふたりだけになること…
        →命令の埋め込み
  ふたりだけになる… →前提
  ふたりだけになる… →不特定動詞

> VとKの分離を維持。限定的な空想、および、肯定的幻覚／否定的幻覚のための4タップル指示（LオペレータはV）→�733～�811

�744 そして、わたしたちがどこにいるかは重要ではありません。（モンド、少しだけ目を開ける）

  そして…   →接続詞
  誰にとって重要なのか… →削除

�755 あなたは最後に思い出します――あなたは自分が何もかも見ることになると知りました。

  あなたは…思い出します… →前提
  最後に…   →指示指標
  思い出します…   →不特定動詞
  何もかも見ること… →命令の埋め込み

　　　　　何もかも…　　　　　　　　→不特定指示指標
　　　　　…見ることになる…、知りました…
　　　　　　　　　　　　　　　　　　→前提
　　　　　知りました…　　　　　　　→不特定動詞

⑯　でも、あなたはあのビデオ撮影を見ました。あなたが思い出すことのなかった光景──

　　　　　でも…　　　　　　　　　　→暗示的原因
　　　　　あのビデオ撮影…　　　　　→不特定指示指標
　　　　　思い出すことのなかった…　→前提
　　　　　思い出す…　　　　　　　　→不特定動詞

⑰　ハーブは表示板を掲げて、わたしが読めるようにしてくれました、そして、あなたはそれをまったく見ませんでした。

　　　　　表示板…　　　　　　　　　→不特定指示指標
　　　　　いつのことなのか…　　　　→削除
　　　　　そして…　　　　　　　　　→接続詞
　　　　　見ませんでした…　　　　　→前提

⑱　そして、あなたには、わたしにだけ注意を注ぎ、その間、過去のあの光景を感じ、見てほしいと、わたしは思っています。

　　　　　そして…　　　　　　　　　→接続詞
　　　　　注意…、…過去…、…光景…→名詞化
　　　　　どのように／いつ、わたしにだけ注意を注ぐのか…
　　　　　　　　　　　　　　　　　　→削除
　　　　　その間…　　　　　　　　　→暗示的原因
　　　　　感じ…　　　　　　　　　　→前提
　　　　　感じ（感じる）…　　　　　→不特定動詞

見て…	→前提
見て…	→命令の埋め込み
あの光景…	→不特定指示指標
誰の過去なのか…	→削除

㊿ 頭を後ろに引くと、わたしを見ることができます。(モンドは顔を上げ、次いで頭を後ろに引く。目は完全に開いて、エリクソンのほうを見つめている。左手は顔の近くまで挙げたままである)

後ろに引く…	→前提
いつそうするのか…	→削除
(引く)と…	→暗示的原因

⑧⓪ そして、あなたはこれから学びの体験をずっと調べていきますが、ただわたしだけを見ることになります。

そして…	→接続詞
学びの体験…	→不特定指示指標
体験…	→名詞化
調べていきます…	→前提
調べ(調べる)…	→不特定動詞
ただわたしだけを見ること…	→命令の埋め込み

⑧① そして、それで全部です。あなたにはわたしの声が聞こえます。そして、今から、子供時代のとてもすばらしい幸せなある体験があなたの心に浮かびます。

そして…	→接続詞
それ…	→不特定指示指標
何についての全部なのか…	→削除
聞こえます…	→前提

そして…	→接続詞
子供時代の…	→前提
とてもすばらしい幸せなある体験…	
	→不特定指示指標
子供時代…、…体験…	→名詞化
浮かびます…	→条件
浮かびます…	→不特定動詞

㊷ そして、それを説明するよう、わたしはあなたにいいます。

モンド（M）：水の中でバシャバシャやっています。

エリクソン（E）：水の中でバシャバシャやっているのですか？

M： 湖です。

E： それについてもっと話してください。

M： そうやって遊んで、し放題です。

E： 今なんと？

M： そうやって遊んで、し放題です。

E： し放題。で、水はどこにありますか？　それとも、あなたにはまだわからない？

M： 湖です、海じゃなくて。それに、わたしはとっても小さいです。

E： 背は３フィートくらいでしょうか？　それとも、まだ３フィートの意味もわかりませんか？

M： わたしは２歳くらいです。

E： ああ、２歳ですか。

そして…	→接続詞
それ…	→不特定指示指標
説明する…	→前提

> 会話、ペーシング→㉘

㉓ そのとき、2歳のモンドはとても楽しい時間を過ごしていましたか？

  とても楽しい時間…   →不特定指示指標
  過ごしていました…   →不特定動詞

> アクセスした4タップルのV変項（Rオペレータ）に注目し、その後、K変項に（Rオペレータを）オーバーラップさせるよう、クライエント（モンド）に指示。メタファーの継続、メタ指示→㉓〜㉘

㉔ そして、その楽しい気持ちをすべて記憶してください、というのも、それらはたくさんありますから。

  そして…   →接続詞
  その楽しい気持ちをすべて… →不特定指示指標
  気持ち…   →名詞化
  記憶し（記憶する）…   →不特定動詞
  というのも…から……   →原因と結果
  それら…   →不特定指示指標
  あります…   →前提

㉕ それが学びです。

  それ…、…学び…   →不特定指示指標
  学び…   →名詞化

⑧⑥ アルファベットを学び、文字や数字をわかるようになることが、将来きちんと読み書きや計算ができるようになるための基礎であることとまったく同じように、

  アルファベットを学び…   →前提
  学び（学ぶ）…   →不特定動詞
  アルファベット…、…文字…、…数字…
        →不特定指示指標
  わかる…   →不特定動詞
  まったく同じように…   →暗示的原因
  何を読み書きし、何を計算するのか…
        →削除

⑧⑦ やはり、水の中で、し放題にバシャバシャやるときの楽しい気持ちも——

  やはり…   →暗示的原因
  し放題…   →名詞化
  楽しい気持ち…   →不特定指示指標
  誰の気持ちなのか…   →削除

⑧⑧ あなたが学習して、その後も一生あなたと共にあり、ある方向性をもったやりかたで利用されるものです。

  学習して…   →命令の埋め込み
  学習し（学習する）…   →不特定動詞
  あなたが学習して…共にあり…→前提
  その後も一生…、…方向性をもったやりかた…
        →不特定指示指標
  やりかた…   →名詞化
  利用される…   →不特定動詞
  やりかたで利用される…   →前提

もの…　→**不特定指示指標**
誰が／どう学習を利用するのか…
→**削除**

(89) そして、今度は、あちらにいるあなた自身を見てもらおうと思います。(エリクソンが少しの間モンドの左を指差すと、モンドは自分の左のほうを見る)

そして…　→**因果／接続詞**
あちらにいるあなた自身を見て…
→**命令の埋め込み**
あちら…　→**不特定指示指標**
あなた自身を見て…　→**前提**

V変項に注目しながら（Rオペレータは V)、肯定的なKの4タップルにアクセスし（Lオペレータは V)、K変項に（Rオペレータを）オーバーラップさせるよう、クライエント（モンド）に指示。ペーシング
→(89)〜(92)

(90) とても魅力的な、何かほかのことをしているあなたを……

何かほかのこと…　→**不特定指示指標**
している…　→**前提**
している…　→**不特定動詞**
誰にとって魅力的なのか…　→**削除**

㉑ それはやがてはっきりすることでしょう。あなたはそれをはっきり見ることでしょう。

  それ…　　　　　　　　→不特定指示指標
  はっきりすること…、…はっきり見ること…
  　　　　　　　　　　　→命令の埋め込み
  はっきりする…　　　　→前提
  はっきりする…　　　　→不特定動詞

㉒ それはどんなものか、教えてください。
 M：　カモを追いかけています。
 E：　一羽のカモを追いかけているのですか？
 M：　カモの群れです。
 E：　カモの群れ。では、幼いモンドはどんな様子であってほしいと思いますか？
 M：　なんの屈託もなく。
 E：　なんです？
 M：　なんの屈託もなく。
 E：　なんの屈託もなく。

  それはどんなものか…教えて…→不特定指示指標

㉓ そして、それは幼いモンドが将来利用することができそうなものですね、違いますか？

  そして…　　　　　　　→接続詞
  それ…、…もの…　　　→不特定指示指標
  モンドが将来利用すること…→命令の埋め込み

利用する…	→不特定動詞
利用する…	→前提

> のちに利用するため、アクセスした4タップルの肯定的K変項を
> アンカーするようメタ指示を出す。メタファーの継続。付加疑問
> （ポラリティ）→㉉〜㊖

㉔ そして、彼女はその楽しみを学ぶことが必要です。

そして…	→接続詞
その楽しみ…	→不特定指示指標
学ぶこと…	→命令の埋め込み
学ぶことが必要です…	→前提
学ぶ…	→不特定動詞

㉕ というのも、人生の大通りにはさまざまな出来事があるため、物事を学ぶことが必要なのです。

というのも…	→暗示的原因
人生の大通り…	→名詞化
さまざまな出来事…	→不特定指示指標
（ある）ため…	→接続詞
物事を学ぶこと…	→命令の埋め込み
学ぶ…	→不特定動詞
学ぶことが必要…	→前提
物事…	→不特定指示指標

㉖ そして、やがてはそうした学びをどう利用できるかに気づくことが必要です。あなたは寒くないですよね？　寒いですか？

M： いいえ。
E： 快適ですか？
M： はい。
E： 快適っていいですよね、違いますか？

そして…	→接続詞
そうした学び…	→不特定指示指標
学び…	→名詞化
利用できる…	→前提
利用（利用する）…	→不特定動詞
やがては…気づく…	→前提
気づく…	→不特定動詞
いつ／どこで／どのように気づくのか…	→削除
寒いですか？…	→付加疑問

⑨⑦ さて今度は、6歳になる前に起きた何か悪いことを考えてください。そして、それをしている自分自身を見つめてください。

何か悪いことを考えて…	→前提
考えて（考える）…	→不特定動詞
誰にとって悪いことなのか…	→削除
何か悪いこと…	→不特定指示指標
そして…	→接続詞
それをしている自分自身を見つめて…	→前提
それ…	→不特定指示指標

V変項に注目し（Rオペレータとし）つつ、否定的なKの4タップルにアクセスすること（LオペレータはV）を、クライエント（モンド）に指示。否定的なKの4タップルのK変項値を、それ以前にアンカーしたK変項値と交換。ペーシング。付加疑問→(97)〜(100)

(98) というのも、6歳以前には、どうしようもなく悪いことはできないからです。

M：　窓ガラスを蹴りました。
E：　なんですって？
M：　窓ガラスを蹴りました。
E：　窓ガラスを蹴るのは楽しかったですか？
M：　割れてしまったので、ショックでした。
E：　割れてしまったので、ショックでしたか。

というのも…　**→暗示的原因**
どうしようもなく悪いことはできない…
→前提
できない…　**→不特定動詞**
どうしようもなく悪いこと…**→不特定指示指標**
誰にとって悪いことなのか…**→削除**

(99) ショックがどんなものかを学ぶこと、それはいいことですよね？　いいことではないですか？（モンド、笑う）

ショック…　**→名詞化**
学ぶ…　**→不特定動詞**
それ…　**→不特定指示指標**
いいことではないですか？…**→付加疑問**

⑩ そして、大人の見解は自分が得た知識を根拠にしています。ここにいて、同時にあちらにもいるっていうのは、どんな感じですか？ （モンドは左のほうを見て、それからエリクソンに視線を戻す）

M： 自然な感じです。
E： ごく自然。で、あちらでは背の高さはどれくらいですか？ （エリクソンがモンドの左にちらっと視線を走らせると、モンド、左方を見る）……窓ガラスはどこですか？
M： 学校の窓ガラスです。
E： で、割れた窓ガラスはどこですか？
M： カフェテリアの中です。
E： 周りに人は？
M： わたしはそこでお昼を食べられる年齢ではありませんでしたが、軽食堂は人でいっぱいです。で、わたしは赤いレインコートを着ています。母が一二時に迎えに来ることになっているんです。
E： どのくらいおなかが空いていますか？
M： で、わたしはこのあと困ったことになるんです。
E： どのくらいおなかが空いていますか？
M： おなかは空いていません。怖いんです。
E： ものすごく怖い。怖がっている小さなモンド。
M： そう。

```
そして…                    →接続詞
大人の見解…、…知識…、…あちら…
                          →不特定指示指標
誰／どこから得たのか…     →削除
得た…、…根拠にし（根拠にする）…
                          →不特定動詞
```

⑩ そして、幼児の恐怖というのは、実際にそれがその子に与えるはずの感覚とは違っていると思うことはありませんか？

  そして…　　　　　　　　　→接続詞
  幼児の恐怖というのは、実際にそれがその子に与えるはずの感覚とは違っていると思うこと…　　**→命令の埋め込み**
  幼児の恐怖…それ…その子…**→不特定指示指標**
  恐怖というのは……と思う…**→前提**
  恐怖…　　　　　　　　　　**→名詞化**

> よく注意して（RオペレータはV）肯定的なKの4タップルにアクセスし（LオペレータはV）、K変項にオーバーラップするよう（RオペレータはV）、クライエント（モンド）に指示→⑩〜⑩

⑩ その子はとても大きなあるものを見、そして、あなたはそのことでにっこりできます。

  その子…とても大きなあるもの…そのこと…
        →不特定指示指標
  その子は…あるものを見…あなたはにっこりできます…
        →前提
  そして…　　　　　　　　　**→接続詞**

⑩ 今度は、10歳のころの幸せなこと——長い間忘れたままだった何か——に移りましょう……それについてこれからお話しになりますか？
 M： 初めて魚をつかまえました。

E： その魚の大きさは？
M： 小さなサンフィッシュです。
E： 小さなサンフィッシュ。

幸せなこと…長い間忘れたままだった何か…
　　　　　　　　　　　→不特定指示指標
忘れたままだった…移りましょう…
　　　　　　　　　　　→前提
忘れた…移り（移る）…　→不特定動詞
誰にとって幸せなことなのか…→削除

> アクセスした4タプルのK変項をTDサーチ（LオペレータはV）。
> V／Kの分離を維持→⑩③〜⑩⑤

⑩④ なぜサンフィッシュの大きさを教えてくれなかったのですか？　今この瞬間のあたなに何か変わったことが発生していますよね？　発生していませんか？　わたしにはこうすることができます。（エリクソン、少しの間、両手を離した状態にしておく）
M： 体の他の部分と全然つながっていない感じがしています。

なぜ…教えてくれなかった…→前提
何か変わったこと…　　　→不特定指示指標
あなたに何か変わったことが…→前提
発生していませんか？…　　→付加疑問

⑩⑤ E： あなたは自分の体とつながっていない。（モンド、エリクソンのほうを見る）つまり、あなたの大人の体が向こうのあの椅子に（エリクソンが少しの間モンドの左を指差し、モンドが自分の左のほうを見る）座っているのを見たいと思っているということですか？　そして、

モンドとのセッション

あなたの無意識はこっちのほうにありますが(エリクソンが少しの間体を左にひねったあと、モンドの左を指差し、その格好をつづける)、あなたの体はあっちのほうにありますか? あなたの座っている位置を教えてください。(エリクソンは少しの間顔をモンドの左のほうに向ける)

M: 足が床に着いています。
E: どういうことですか?
M: 足が床に着いているんです。
E: 足が床に着いている、はい。
M: つま先を丸めています。
E: (手を元の位置にもどして握り)では、今度はあなたに…
M: 左に傾いていっています。
E: 今なんと?
M: 左に傾いていってるんです。
E: ちょっと別のおもしろいことをお教えしましょう——いいですか?
M: わたしの手は上がったままです。

あなたは…つながっていない… →前提
つながっていない… →不特定動詞
見たいと思っている… →前提
無意識… →名詞化

⑩⑥ あなたの手は上がったままです、そして、今、あなたはそれを降ろすことができないとわかっています。(モンド、笑う)

そして… →接続詞
それを降ろすことができないとわかっています…
　　　　　　　　　　　→前提

　　　　わかっています…　　　　　　→不特定動詞

　　　ペーシング、腕浮揚、会話→⑩⑥〜⑩⑦

---

⑩⑦ それを降ろす唯一の方法は、もし左手が下がるのと同じ速さで右手が上がることがあれば……ああ、あなたはもっとがんばることができます。（モンドはエリクソンのほうを見てから、左方向をじっと見る）それよりもっと（モンド、笑う）──もっとがんばるんです。ちょっと動いてほしいんです。
M：　わたし、なまけすぎのように思えるんですけど？
E：　なんですか？
M：　わたし、なまけすぎのように思います。
E：　なまけすぎのように思うんですか？
M：　いい気持ちです。
E：　あなたはいい気持ちです、とてもいい気持ちです。
M：　ええ……

　　　唯一の方法は…もし…あれば…
　　　　　　　　　　　　　　→原因と結果
　　　それを降ろす…左手が下がる…右手が上がる…
　　　　　　　　　　　　　　→前提
　　　下がる…上がる…　　　　→不特定動詞
　　　同じ速さで上がること…　→命令の埋め込み

---

⑩⑧ E：　今、この先、そういう状態でいられるのはいいことです。今は、あるやりかたでしか手を動かせないとしても、いい気持ちだと感じられますよね？　感じられませんか？

M： いいえ、感じられます。

　　この先…そういうのはいい…あるやりかた…
　　　　　　　　　　　　　→不特定指示指標
　　としても…　　　　　　→暗示的原因
　　いいことです…でしか手を動かせない…いい気持ちだと感じられ…
　　　　　　　　　　　　　→前提
　　動かせ（動かす）…感じられます…
　　　　　　　　　　　　　→不特定動詞
　　感じられませんか？…　→付加疑問

> メタファー、未来の利用についてのメタ指示（RオペレータはK変項）。ポラリティのペーシング→⑩⑧〜⑪⑤

⑩⑨　E：　そして、あなたは人混みの中でも心地よく感じられますか？……

　　そして…　　　　　　　→接続詞
　　人混み…　　　　　　　→不特定指示指標
　　心地よく感じられます…→前提
　　感じられます…　　　　→不特定動詞

⑪⓪　ちょっといっておきたいことがあります。人は誰でも自分の指紋に似ています。

　　こと…人は誰でも…　　→不特定指示指標
　　指紋に似ています…　　→前提
　　似ています…　　　　　→不特定動詞

⑪①　それらは独自のものです。そして、あなたと同じ人はひとりもいません。

そして、あなたは、自分であることを常に楽しまなくてはなりません。

 それらは…もの…　　　　→不特定指示指標
 誰にとってか…　　　　　→削除
 そして…　　　　　　　　→接続詞
 人…　　　　　　　　　　→不特定指示指標
 楽しまなくてはなりません…→前提
 楽しま（楽しむ）…　　　→不特定動詞

⑫　さらに、それを変えることはできません――指紋が変えられないのと同じです。

 さらに…　　　　　　　　→接続詞
 それ…　　　　　　　　　→不特定指示指標
 それを変えることはできません…
 　　　　　　　　　　　　→前提
 変える…　　　　　　　　→不特定動詞
 のと同じ…　　　　　　　→暗示的原因
 指紋が変えられない…　　→前提
 変えられない…　　　　　→不特定動詞

⑬　そして、あなたには、水の中でバシャバシャやっていたとき、サンフィッシュをつかまえたときにもったのと同じあの安心感をもっていただきたいとわたしは思っています。

 そして…　　　　　　　　→接続詞
 バシャバシャやっていたとき…と同じ…安心感をもって…
 　　　　　　　　　　　　→前提
 もった…もって（もつ）…　→不特定動詞
 水の中でバシャバシャやっていた…同じ…安心感…
 　　　　　　　　　　　　→不特定指示指標

　　　　　感…　　　　　　　　　　→名詞化
　　　　　とき…　　　　　　　　　→暗示的原因

⑭　あの同じ安心感が、わたしが定めたやりかた以外では手を動かせない今も、あなたにはあります。

　　　　　あの同じ安心感…　　　　→不特定指示指標
　　　　　安心感…　　　　　　　　→名詞化
　　　　　手を動かせない今も、あなたにはあります…
　　　　　　　　　　　　　　　　　→前提
　　　　　定めた…、…動かせ（動かす）…、…あります…
　　　　　　　　　　　　　　　　　→不特定動詞
　　　　　今も…　　　　　　　　　→暗示的原因

⑮　そして、あなたはいつでも望むときに心地よく感じることができます。
　　（モンド、エリクソンのほうをじっと見る）

　　　　　そして…　　　　　　　　→接続詞
　　　　　いつでも…　　　　　　　→不特定指示指標
　　　　　心地よく感じること…　　→命令の埋め込み
　　　　　いつでも望むときに心地よく感じることができます…
　　　　　　　　　　　　　　　　　→前提
　　　　　望む…、…感じる…　　　→不特定動詞

---

⑯　あなたは、わたしがそれをあなたに証明すべきだと思っていますか？　いいでしょう。

　　　　　わたしが……すべきだと思っています…

　　　　　　　　　　　　　→**読心術**
それを証明す（べき）…　　→**前提**
それ…　　　　　　　　　　→**不特定指示指標**
証明す（証明する）…思っています…
　　　　　　　　　　　　　→**不特定動詞**
誰のために何がいいのか…　→**削除**

> 目を閉じることと否定的なK変項を結びつけ、目を開けることと肯定的なK変項を結びつけるよう、メタ指示→⑯〜⑫

⑰　あなたは、目を閉じるや、居心地の悪さを感じ始めるでしょう。（モンドの目が閉じる）

（閉じる）や…感じ始めるでしょう…
　　　　　　　　　　　　　→**原因と結果**
目を閉じる…感じ始める…　→**前提**
感じ（感じる）…　　　　　→**不特定動詞**

⑱　そして、それらを開けるや、心地よさを感じるでしょう。

そして…　　　　　　　　　→**接続詞**
(開ける)や…感じるでしょう…→**原因と結果**
それらを開けるや心地よさを感じるでしょう…
　　　　　　　　　　　　　→**前提**
それら…　　　　　　　　　→**不特定指示指標**
感じる…　　　　　　　　　→**不特定動詞**

⑲　しかし、それらを今すぐ開けることはできません。そして、居心地の悪さを実際に感じ始めます——ひどく。（モンド、びくっとする）（モンドの目が

まばたく）

  しかし…　　　　　　　　→暗示的原因
  それらを…開けることはできません…
  　　　　　　　　　　　　→前提
  それら…　　　　　　　　→不特定指示指標
  そして…　　　　　　　　→接続詞
  実際に感じ始めます…　　→前提
  感じ（感じる）…　　　　→不特定動詞

⑫⓪ さあ（モンドの目が開き、左方を見つめる）、あなたには、心地よく感じるには何をしたらいいかがわかっています。（モンド、エリクソンのほうを見る）ですから、あなたには今まで以上に勇気が湧いてきますよね？　湧いてきませんか？（モンドは微笑み、左方を見る）

  感じるには何をしたらいいかがわかっています…
  　　　　　　　　　　　　→前提
  感じる…、…わかっています…→不特定動詞
  何をしたらいいか…　　　　→不特定指示指標
  ですから…　　　　　　　　→暗示的原因
  今まで以上に勇気が湧いてきます…
  　　　　　　　　　　　　→前提
  勇気…　　　　　　　　　　→名詞化
  湧いてきます…　　　　　　→不特定動詞
  湧いてきませんか？…　　　→付加疑問

⑫① あなたは居心地悪く感じていましたよね？　感じていませんでしたか？（モンド、うなずいて感じていたことを伝える）

  感じていました…　　　　　→前提
  感じていませんでしたか？…→付加疑問

　　　　　何について居心地悪く感じていたのか…
　　　　　　　　　　　　→削除

⑫ それはどのような（モンド、エリクソンのほうを見る）感じだったのでしょう？
　　M： それはちょうど（モンド、頭を横に振り、一瞬目を閉じたのち、エリクソンのほうを見る）手を動かさなくてはならなかったときのような感じでした。
　　E： ちょうど手を動かさなくてはならなかったときのような。

　　　　それはどのような…　　　　→不特定指示指標
　　　　誰にとってどのような感じだったかと訊ねているのか…
　　　　　　　　　　　　→削除
　　　　感じだった…　　　　　　→前提

---

⑬ では今度は、何か別のことで、もっと居心地の悪さを感じるものを選んでみましょう。

　　　　何か…もっと居心地の悪さを感じるものを選んでみましょう…
　　　　　　　　　　　　→前提
　　　　何か…　　　　　　　　→不特定指示指標
　　　　何と比べて／誰にとってもっと居心地の悪いものなのか…
　　　　　　　　　　　　→削除

モンドとのセッション

> 否定的なK（Rオペレータ）の4タプルをTDサーチ（Lオペレータは限定せず）。目を閉じることと否定的なKの4タプルを結びつけ、目を開けることと肯定的なKの4タプルを結びつけるよう、メタ指示。会話→⑫③〜⑬①

⑫④ 思いつく中で最悪のものをひとつ。

  最悪のものをひとつ…　　　**→不特定指示指標**
  思いつく…　　　　　　　　**→前提**
  思いつく…　　　　　　　　**→不特定動詞**

⑫⑤ 目を閉じて、その不快感を感じてください。ただし、あなたには、目を開くことでそれをコントロールできることがわかっています。

  目を閉じて…感じて…コントロールできることがわかっています…
        →前提
  その不快感…それ…　　　**→不特定指示指標**
  不快感…　　　　　　　　**→名詞化**
  感じて（感じる）…わかっています…
        →不特定動詞

⑫⑥ ではまず、それをたっぷり感じていきます、これまででもっとも不快な感覚を。

  まずそれを感じて…　　　　**→命令の埋め込み**
  それを感じて…これまででもっとも不快な感覚…
        →前提
  感じて（感じる）…　　　　**→不特定動詞**
  それ…これまででもっとも不快な

　　　　　　　　　　　　→不特定指示指標

㉗　目を閉じて、それを感じてください……。（モンド、目を閉じる）

　　　　目を閉じて…それを感じて……→前提
　　　　感じて（感じる）…　　　　　→不特定動詞
　　　　それ…　　　　　　　　　　　→不特定指示指標

㉘　そして、苦しんで、みじめな気持ちになってもかまいません。というのも、実際にそれをたっぷり感じたら、目を開けてそれを消すことができるとわかっているからです。

　　　　そして…　　　　　　　　　　→接続詞
　　　　苦しんで、みじめな気持ちになってもかまいません…目を開けて…消す…
　　　　わかっている…　　　　　　　→前提
　　　　気持ちになって（気持ちになる）…、…かまいません…、…感じた…、…消す、
　　　　……わかっている…　　　　　→不特定動詞
　　　　それを感じ…、…それを消す…→不特定指示指標
　　　　というのも…　　　　　　　　→暗示的原因

㉙　でも、その不快な気持ちをしっかり調べてください。

　　　　でも…　　　　　　　　　　　→因果の接続詞
　　　　その不快な気持ち…　　　　　→不特定指示指標
　　　　しっかり調べて…　　　　　　→前提
　　　　調べて（調べる）…　　　　　→不特定動詞

㉚　それは実際、あなたが考えていたほど不穏なものではありません……あなたは今それを乗り切ろうとしていますし……

　　　　それは…　　　　　　　　　　→不特定指示指標

それは……ほど不穏なものではありません…
　　　　　　　　　　　　　→**前提**
誰にとって不穏なのか…　　→**削除**
あなたが考えていたほど…　→**読心術**
それ…　　　　　　　　　　→**不特定指示指標**
乗り切ろう…　　　　　　　→**不特定動詞**

⑬ もうそれをたっぷり感じましたか？　（モンドは微笑み、うなずく）　あなたは（モンド、目を開いて左方を見る）何をすべきかわかっています。では今度は、2歳のモンドを見てほしいと思います……彼女は今何をしていますか？

M：　走っています。

E：　走っている？　では、カモといっしょにいる彼女を見てみましょう……彼女は何をしていますか？

M：　パンくずをやっています。

E：　パンくずをやっている……どのくらいはっきりカモが見えますか？

M：　ものすごくはっきり見えます。

E：　何羽いますか？

M：　12羽くらいです。

E：　12羽くらいとのこと。あなたは12まで数えられますか？

M：　（モンド、笑う）……10まで数えられます。

　　もう感じましたか…　　　　　→**会話の公準**
　　それをたっぷり…　　　　　　→**不特定指示指標**
　　あなたは……わかっています…→**前提**
　　わかっています…　　　　　　→**不特定動詞**
　　何をすべきか…　　　　　　　→**不特定指示指標**

⑬㉜ E： あなたは10まで数えられます。それでいいんです……どんなふりをすることもできますし、それに熟達することもできます……さて、あの割れた窓ガラス——お母さんはあなたを叩きましたか？
M： はい。
E： 閉じてください、あなたの
M： 母はわたしにそれを弁償させました。
E： 目を閉じてください。
M： お小遣いから引かれました。

それ…　　　　　　　　　　→不特定指示指標
誰にとってそれでいいのか…→削除
ふりをすることもできますし、熟達することもできます…
　　　　　　　　　　　　　→前提
ふりをする…熟達する…　　→不特定動詞
どんな…それ…　　　　　　→不特定指示指標
それに熟達すること…　　　→命令の埋め込み
さて、あの…　　　　　　　→センテンスの断片

> メタ指示。否定的なKの4タップルのTDサーチ（LオペレータはK、RオペレータはK）。否定的なKの4タップルと目を閉じることをリンクさせる。ペーシング。肯定的なKと目を開くことをリンクさせる。付加疑問による時制の変更→⑬㉜〜⑭㊵

⑬㉝ E： 目を閉じて（モンド、目を閉じる）、その体罰を今すぐ感じてください。（モンド、びくっとする）……それをしっかり感じます。

その体罰を…感じて…それをしっかり感じます…
　　　　　　　　　　→前提
その体罰…それ…　　→不特定指示指標

⑬ それはかなりきつい体罰ですね？　ではありませんでしたか？……（モンドは目を開き、左方を見てから、エリクソンのほうを見る）

　　それはかなりきつい体罰…　　**→前提**
　　それ…かなりきつい体罰…　　**→不特定指示指標**
　　ではありませんでしたか…　　**→付加疑問、非文法的なセンテンス**〔主文の時制は現在、付加疑問の時制は過去〕

⑭ 叩かれる——それはどんな感じでしたか？　（モンドは左方を見る）
　M：　叩かれている最中や（モンド、エリクソンのほうを見る）そのあとより、前のほうがいやです。（モンド、一瞬目を閉じ、微笑み、エリクソンのほうを見る）
　E：　それに、それが行なわれている最中は、それを最後まで耐えられるとは思わないですよね？　思いますか？（モンドは笑い、左方を見る）……どんなトラブルでもそういうふうじゃありませんか？
　M：　ん〜、はぁ……

　　叩かれる…感じ…　　　　　**→前提**
　　それ…　　　　　　　　　　**→不特定指示指標**
　　誰に叩かれるのか…　　　　**→削除**
　　それに…最中は…　　　　　**→因果／接続詞**
　　耐えられるとは思わない…　**→前提**
　　耐え（耐える）…思う…　　**→不特定動詞**
　　思いますか？…　　　　　　**→付加疑問**
　　どんなトラブル…そういうふう…
　　　　　　　　　　　　　　　→不特定指示指標
　　トラブル…　　　　　　　　**→名詞化**

⑮ E：　でも、あなたは、最後まであぁして叩かれるのを耐え抜きました……だから、ほかのトラブルも（モンド、エリクソンのほうを見る）

　　　　最後まで耐え抜くことができます……

　　　　でも…　　　　　　　　　→因果の接続詞
　　　　ああして叩かれる（こと）…　→不特定指示指標
　　　　耐え抜きました…　　　　→不特定動詞
　　　　だから…　　　　　　　　→接続詞
　　　　ほかのトラブル…　　　　→不特定指示指標
　　　　トラブル…　　　　　　　→名詞化
　　　　耐え抜くことができます…　→前提
　　　　耐え抜く…　　　　　　　→不特定動詞

⑬⑦　また叩かれるとしたら、どんなのがいいと思いますか？（モンドは左方を見て微笑み、首を横に振る）

　　　　どんなのがいいと思いますか…→会話の公準
　　　　誰に叩かれるのか…　　　→削除

⑬⑧　でも、これからまた体験します……（モンド、エリクソンのほうを見る）しかも、非常にきついやつです。そして、目を閉じるや、すぐにそれを体験することになります。

　　　　でも…　　　　　　　　　→接続詞
　　　　これから…体験します、しかも、非常にきついやつ…
　　　　　　　　　　　　　　　　→前提
　　　　また…きついやつ…　　　→不特定指示指標
　　　　しかも…　　　　　　　　→接続詞
　　　　や、すぐに…　　　　　　→原因と結果
　　　　目を閉じる…　　　　　　→命令の埋め込み
　　　　それ…　　　　　　　　　→不特定指示指標
　　　　それを体験することになります…
　　　　　　　　　　　　　　　　→前提

| | 体験する… | →不特定動詞 |

⑬⑨ そして、あなたは、それらはどうあっても閉じることはないと思いたがっています。
　　M：　（左方を見て）いいえ、誰がわたしを叩くつもりなのかを知りたいんです。
　　E：　知りたいですか？

	そして…	→接続詞
	あなたは…思いたがっています…	
		→前提
	閉じることはない…	→不特定動詞
	閉じること…	→命令の埋め込み

⑭⓪ 自分の目がいつ閉じるか、あなたにはわかるでしょう……きつく叩かれることになるはずです。（モンドはエリクソンのほうを見てから、左方を見る）

	いつ…	→暗示的原因
	あなたにはわかるでしょう…	→前提
	わかる…	→不特定動詞
	きつく叩かれることになるはず…	
		→前提
	誰にとってきつくなのか…、…誰によって叩かれるのか…	
		→削除

⑭① そして、そんなふうに叩かれるのを避けようとしながらも、あなたの目は閉じ、そのまま閉じつづけます。まぶたが下がります。今。（モンドの目が閉じ、彼女は一瞬びくっとする）

| | そして… | →接続詞 |
| | 避けようとし… | →前提 |

　　　　　（避け）ようとし（ようとする）…
　　　　　　　　　　　　　→不特定動詞
　　　　　そんなふうに叩かれる…　→不特定指示指標
　　　　　目は閉じ、そのまま閉じつづけます…
　　　　　　　　　　　　　→命令の埋め込み
　　　　　目は閉じ、そのまま閉じつづけます…
　　　　　　　　　　　　　→前提

⑫　そして、やがて、そうして叩かれることに関して、あなたの中にある憎しみが生まれます——憎しみと怒りと苦痛が……

　　　　　そして…　　　　　　　→接続詞
　　　　　憎しみが生まれます……怒り、苦痛が…
　　　　　　　　　　　　　→前提
　　　　　やがて（生まれ）る…　→不特定動詞
　　　　　憎しみ…怒り…苦痛…　→名詞化
　　　　　そうして叩かれることに関して…
　　　　　　　　　　　　　→不特定指示指標
　　　　　誰に叩かれるのか…　　→削除

⑬　そして、それを丸ごと感じて……（目に涙が浮かび始める）

　　　　　そして…　　　　　　　→接続詞
　　　　　それを丸ごと感じて…　→前提
　　　　　それを丸ごと…　　　　→不特定指示指標

⑭　さらに、「こんなことはもうこりごり」といった思いが湧いてきて……

　　　　　さらに…　　　　　　　→接続詞
　　　　　といった思いが湧いてきて…→前提
　　　　　「こんなことはもうこりごり」…→名詞化

⑭ 今や、「これには耐えられるけど、あんなふうに叩かれることやあんな憎しみやあんな怒りはもうこりごり」という気持ちになろうとしています。……

  今や…　　　　　　　　　→接続詞
  「耐えられるけど……もうこりごり」という気持ちになろうとしています…
  　　　　　　　　　　　　→前提
  耐え（耐える）…　　　　→不特定動詞
  これ…あんなふうに叩かれること…あんな憎しみ…あんな怒り…
  　　　　　　　　　　　　→不特定指示指標
  叩かれること…憎しみ…怒り…→名詞化

⑯ そして、お尻はひりひりしたままで――目を開いてもなお、まだひりひりしていて……（モンドの目が開く）

  そして…　　　　　　　　　→接続詞
  お尻はひりひりしたまま…まだひりひりしていて…
  　　　　　　　　　　　　→前提
  目を開いて…　　　　　　　→命令の埋め込み
  もなお…　　　　　　　　　→暗示的原因

⑭ そこで、わたしに教えてほしいのは（モンドの目が右方を見る）、あのひりひりした感覚についてです。（モンドの目が左方を見る）……

  そこで…　　　　　　　　　→接続詞
  教えてほしいのはあのひりひりした感覚について…
  　　　　　　　　　　　　→前提
  ひりひりした感覚…　　　　→不特定指示指標
  誰のせいで生じたひりひり感なのか…
  　　　　　　　　　　　　→削除

⑭ その出来事を思い出す必要はありませんが、その感覚は思い出すことができます。(モンドはエリクソンのほうを見てうなずき、その後、左方を見る)

  思い出す必要はありません…思い出すことができます…
        →前提
  思い出す…   →不特定動詞
  出来事…感覚…   →名詞化
  その感覚は思い出すこと… →命令の埋め込み

⑭ お尻の具合はどうですか？（モンドはエリクソンのほうを見てから、左方を見る）
M：　ヘアブラシのせいで痛いです。
E：　どうやらヘアブラシが使われていたようで。

  お尻の具合は？…   →前提

---

⑮ 平気ですか（モンド、エリクソンのほうを見る）、その出来事について、わたしや初対面の人たちに話すのは？（モンド、左方を見る）……

  平気ですか、話すのは… →会話の公準
  出来事…   →名詞化
  わたしに…話す…   →前提
  その出来事について、初対面の人たち…
        →不特定指示指標

モンドとのセッション

> 肯定的なKの4タプル（目の開閉を使ってアンカーしたもの）を将来に使うためのメタ指示。健忘。アクセスした全4タプルの再統合を開始。大人のモンドへの方向づけ→⑮⓪〜⑮⑤

⑮① あなたの無意識はそれについてすべて（モンドはエリクソンのほうを見る）知っています——たぶん、あなたの意識が知っている以上に。

  あなたの無意識は知っています…あなたの意識が知っている以上に…
          →前提
  知っている…　　　　　　→不特定動詞
  無意識…、…意識…　　　→名詞化
  それについて…　　　　　→不特定指示指標

⑮② そして、あなたの無意識は、あなたに意識的に知ってほしくないことはすべて、あなたから、あなたの意識から遠ざけておくことができます。

  そして…　　　　　　　　→接続詞
  無意識はあなたに意識的に知ってほしくないことはすべて、あなたから、あなたの意識から遠ざけておくことができます…
          →前提
  知って（知る）…、…遠ざけておく…
          →不特定動詞
  すべて…　　　　　　　　→不特定指示指標
  無意識…、…意識…　　　→名詞化
  あなたから遠ざけておくこと…→命令の埋め込み

⑮③ そして、そのようにすることで、あなたは苦痛を減らすことができます。これは好ましいことですか？（モンド、うなずく）

そして…	→接続詞
そのようにすること…	→不特定指示指標
苦痛…	→名詞化
減らすことができます…	→前提
減らす…	→不特定動詞
苦痛を減らすこと…	→命令の埋め込み
これ…	→不特定指示指標
誰にとって好ましいのか…	→削除

⑭ そして、将来それを行なうことができます。あるいは、たくさんのこと……

そして…	→接続詞
それを行なうことができます…	→前提
行なう…	→不特定動詞
将来それ…、…たくさんのこと…	
	→不特定指示指標
将来…	→名詞化
あるいは、たくさんのこと……	→センテンスの断片

⑮ そして今、二歳のモンド、窓ガラスを割ってしまうモンド、カモを追いかけるモンド、カモに餌をやるモンドは成長し、大人のモンドになっていきます。
　　M：　まだです。（モンド、左方を見る）

そして…	→接続詞
二歳の…窓ガラスを割ってしまう…カモを追いかける…カモに餌をやる…	
成長し…大人のモンド…	→前提
成長し（成長する）…	→不特定動詞

㊀ そして、彼女はわたしに会うことになります。

  そして…　　　　　　　→接続詞
  彼女はわたしに会うこと…　→命令の埋め込み
  会うことになり…　　　　→前提
  会う…　　　　　　　　　→不特定動詞

> アクセスした全４タップルを完全に統合。大人のモンドへの方向づけ。目を開けることと肯定的なＫの４タップルがアンカリングでリンクしているかをテスト→㊏〜㊋

㊁ ただ、窓ガラスを割ってしまい、（モンド、エリクソンのほうを見る）カモを追いかけ、水をバシャバシャやるモンドは、わたしを知りません……でも、大人のモンドは知っています――

  窓ガラスを割ってしまい…水をバシャバシャやるモンドは…知りません…大人のモンドは知っています…→前提
  知り（知る）…　　　　　→不特定動詞

㊂ 安心感と心地よさを抱く人。

  人…　　　　　　　　　　→不特定指示指標
  感…、…心地よさ…　　　→名詞化
  安心…　　　　　　　　　→前提

㊃ 不快感が襲ってきたときは、一度目を閉じてから開くことができると知っています。

  一度目を閉じてから開くことができると知っています…

```
                        →前提
   襲ってきた…知っています  →不特定動詞
   不快感が襲ってきたときは一度目を閉じてから開くこと…
                        →命令の埋め込み
   ときは…、…一度（目を閉じ）てから…
                        →暗示的原因
   不快感…              →名詞化
```

⑯ そして、何かが原因で不安や確信のなさを感じたときに自分がどう行動するかを、わたしにやってみせます。（モンドの目が左方を見て、ゆっくり閉じてからゆっくり開き、その後、すばやく閉じる）……

```
   そして…              →接続詞
   感じた…行動する…わたしにやってみせます…
                        →前提
   ときに…              →暗示的原因
   何か…                →不特定指示指標
   行動する…やってみせます…→不特定動詞
```

⑯ そして、それだけの時間が要るんですね？ そうですね？（モンドの目が開き、左方を見る）……

```
   そして…              →接続詞
   それだけの時間が要る…  →前提
   要る…                →不特定動詞
   それだけの時間…       →不特定指示指標
   時間…                →名詞化
   そうですね？…         →付加疑問
```

⑯ どれだけ素早く（モンド、エリクソンのほうを見る）、目を閉じ、その不快感を消すことができるか、わたしに見せてください。

どれだけ素早く…閉じ…消すことができるか…見せてください…
　　　　　　　　　　　　→前提
消す…見せて（見せる）…　→不特定動詞
その不快感…　　　　　　　→不特定指示指標
不快感…　　　　　　　　　→名詞化

⑯ そして、目を開くと、その不快感がなくなっています。（モンドは左方を見て、ゆっくりまばたきする）

そして…　　　　　　　　　→接続詞
目を開くとその不快感がなくなっています…
　　　　　　　　　　　　→前提
その不快感…　　　　　　　→不特定指示指標
不快感…　　　　　　　　　→名詞化
なくなっています…　　　　→不特定動詞

⑯ その不快感の中身は思い出す必要さえありません。（モンド、エリクソンのほうを見る）

その不快感…　　　　　　　→不特定指示指標
不快感…　　　　　　　　　→名詞化
必要さえありません…　　　→前提

⑯ ところで、今、快適です、よね？
M：　はい。

です、よね？…　　　　　　→付加疑問

⑯⑥　E：　このあと、すぐ、あなたの目を醒まします。

　　　　　このあと…目を醒まします…　→前提
　　　　　すぐ…　　　　　　　　　　→不特定指示指標

> 未来ペーシングと、アンカリングによるリンク――腕の動きと肯定的なKの4タップルとのリンク――のテストについて、メタ指示
> →⑯⑥～⑰②

⑯⑦　そして、あなたが不快になるようなことを、これからあなたに頼みます。ほんのしばらくのことです。
　　　かまわないですかね？
　　　M：　はい。

　　　　　そして…　　　　　　　　　→接続詞
　　　　　になるようなことをあなたに頼みます…
　　　　　　　　　　　　　　　　　　→前提
　　　　　不快…　　　　　　　　　　→名詞化
　　　　　こと…　　　　　　　　　　→不特定指示指標
　　　　　ほんのしばらくのこと…　　→不特定指示指標
　　　　　誰がかまわないのか…　　　→削除

⑯⑧　E：　ふたつのことをあなたにお願いします。それはかまわないですかね？（モンド、うなずく）……

　　　　　ふたつのことをあなたに…　→前提
　　　　　ふたつのこと…それ…　　　→不特定指示指標
　　　　　誰がかまわないのか…　　　→削除

⑯⑨ 目醒めたら、この場が恐ろしく暑いことに気づいてほしいのと——

  （目醒め）たら…　　　　→暗示的原因
  醒めたら…気づいて…　　→前提
  気づいて（気づく）…　　→不特定動詞

⑰⓪ それと、どうにも左手を動かすことができないことにも気づいてほしいのです……

  それと…　　　　　　　　→接続詞
  できない…　　　　　　　→可能の叙法助動詞
  左手を動かすこと…　　　→命令の埋め込み
  動かす…　　　　　　　　→不特定動詞

⑰① そして、もし暑すぎるせいでわたしにイライラをぶつけたくなったら、そうしますか？
 M：　はい。

  そして、もし…　　　　　　→暗示的原因
  のせいでイライラをぶつけたくなった…
  　　　　　　　　　　　　　→前提
  （ぶつけ）たくなった…　　→不特定動詞
  イライラ…　　　　　　　　→名詞化
  そうしますか？　　　　　　→付加疑問

⑰② E：　わたしは、あなたにイライラしてもらって、楽しもうと思います。では、目を閉じてください。（モンドの目が閉じる）

  あなたにイライラして（もらう）…閉じて…
  　　　　　　　　　　　　　→前提
  して（する）…、…楽し（楽しむ）…

　　　　　　　　　　　→不特定動詞
　　イライラして…　　　→命令の埋め込み

---

⑰ あなたの無意識は多くを学んできました——それは、自分が独力で役割を果たすことができると知っています。

　　無意識は多くを学んできました…それは…独力で役割を果たすことができると知っています…　　→前提
　　無意識…　　　　　　→名詞化
　　多く…　　　　　　　→不特定指示指標
　　学んできました…役割を果たす…知っています
　　　　　　　　　　　　→不特定動詞

> 健忘。メタ指示。未来ペーシング。ポラリティのペーシング
> 　　　　　　　　　　　　　　　　　→⑰〜⑲

⑭ あなたの意識はそれから学ぶことができ、無意識が得た学びを利用することができます。

　　学ぶことができ…無意識が得た学びを利用することができます…
　　　　　　　　　　　→前提
　　学ぶ…利用する…　　→不特定動詞
　　それから…学び…　　→不特定指示指標
　　意識…無意識…学び…　→名詞化
　　それから学ぶこと…その学びを利用すること…
　　　　　　　　　　　→命令の埋め込み

⑮　それに、無意識が過去に戻って選び出すことのできる学びも利用できます。どんなことでも、ひとつでも、ふたつでも、三つでも──12羽のカモさえも。

　　　　それに…　　　　　　　　→暗示的原因
　　　　に戻って…選び出すことのできる…
　　　　　　　　　　　　　　　　→前提
　　　　過去…学び…ひとつ…ふたつ…三つ…
　　　　　　　　　　　　　　　　→不特定指示指標
　　　　12羽のカモ…　　　　　　→選択制限
　　　　無意識…学び…こと…　　→名詞化

⑯　あなたには課題をひとつ、いや、ふたつ与えています。不快感と動かない手です。

　　　　あなたには課題をひとつ、いや、ふたつ与えて…不快感…動かない手…
　　　　　　　　　　　　　　　　→前提
　　　　与えています…　　　　　→不特定動詞
　　　　課題をひとつ…ふたつ…　→不特定指示指標
　　　　課題…不快感　　　　　　→名詞化

⑰　そこで、どちらを先に消したいと思いますか？　不快感と腕とでは？

　　　　そこで、どちらを…　　　→接続詞
　　　　消したいと思います…　　→前提
　　　　消し（消す）…（し）たい…思います…
　　　　　　　　　　　　　　　　→不特定動詞
　　　　不快感…　　　　　　　　→不特定指示指標
　　　　不快感…　　　　　　　　→名詞化

⑱ そして、あなたにはわかりません。でも、あなたの無意識がそれを見つけてくれるでしょう。

　　　そして…　　　　　　　　　→接続詞
　　　無意識が…見つけてくれる…→前提
　　　わかりません…見つけて（見つける）…
　　　　　　　　　　　　　　　　→不特定動詞
　　　何がわからないのか…　　　→削除
　　　でも…　　　　　　　　　　→暗示的原因
　　　無意識…　　　　　　　　　→名詞化
　　　それ…　　　　　　　　　　→不特定指示指標

⑲ さあ、それを気楽に安心して選び、目を醒ましてください。（モンドが目を開いて微笑み、右に顔を向けてエリクソンを見る）やあ、モンド。
　M：　どうも……（モンド、右腕を見て、その右腕と胴体を動かし、周りを見回す）暑いわ。
　E：　その点で、何か興味が？　（モンド、エリクソンを見る）
　M：　ん？

　　　選び（選ぶ）…　　　　　→不特定動詞
　　　それ…　　　　　　　　　→不特定指示指標
　　　気楽に…安心して…目を醒ましてください…
　　　　　　　　　　　　　　　→前提

---

⑳ E：　その点で、何か興味を引かれることがあるんですか？
　M：　わたしの手？
　E：　うーん。
　M：　汗ばんでいます。

E： 汗ばんで（モンド、右手を見る）。
M： ええ、ここ、暑いです。

　　その点で、何か興味を引かれること…
　　　　　　　　　　→不特定指示指標
　　ある…　　　　　→不特定動詞
　　誰が興味を引かれるのか…　→削除

> ポラリティのペーシング。行動の前提によって腕の動きと肯定的な
> Kの4タップルとのリンクがアンカーされているかをテスト
> →⑱〜⑲

⑱ E： 暑いです。（モンド、右手を見て動かす）……どちらの手にある生命線のほうが長いですか？（モンド、顔を左に向けてから右に向け、右の掌を見て笑う）
　 M： どっちかしら。もう一方が見られません。（モンド、うつむく）

　　暑い…　　　　　　　→不特定指示指標
　　誰にとって暑いのか…　→削除
　　どちらの手…　　　　→前提
　　ある…　　　　　　　→不特定動詞

⑱ E： どういうことですか？　もう一方を見ることができません？　わたしの目を見て（モンドが顔を挙げ、エリクソンを見る）もう一方を見ることができませんといってください。

　　見ることができません…、…見ることができません…
　　　　　　　　→命令の埋め込み
　　見ることができません…、…見ることができません…

　　　　　　　　　　　　　→前提
　　　もう一方…　　　　　→不特定指示指標

⑱ わたしがそれを信じると思いますか？
　M：　はい、そうしてほしいと思います……とても変な感じです。もう一方の腕がまるで自分のものでないような感じで、とても軽いんです。ワイヤーでそこにぶらさがっているだけで、くっついていません。

　　　それ…　　　　　　　→不特定指示指標
　　　信じる…思います…　→不特定動詞

⑱ E：　それはつながっていない。それはあなたのものですよね？　違いますか？
　M：　そうだと思います。（モンド、左手を見て、うつむく）

　　　それはつながっていない…　→不特定指示指標
　　　つながっていない…　　　　→不特定動詞
　　　それはあなたのもの…　　　→前提
　　　それ…　　　　　　　　　　→不特定指示指標
　　　違いますか？…　　　　　　→付加疑問

⑱ E：　いつそれを動かすことができるようになると思いますか？
　M：　（モンド、エリクソンを見る）それが不快になったとき。

　　　動かすことができるようになると思います…
　　　　　　　　　　　　　　　　→前提
　　　思います…　　　　　→不特定動詞
　　　それを動かすこと…　→命令の埋め込み
　　　それを動かす…　　　→不特定指示指標

⑱ E：　それが不快になったとき……（エリクソンが右に顔を向け、モンドの

　　　　左方を見てから、モンドを見る）わたしの車椅子を向こうまで押して
　　　　いってくれますか？
　　M：　あなたの車椅子を押す？（モンド、右手で左方を指す）わたし、立
　　　　ち上がってそれを押しましょうか？

　　　　それ…向こう…　　　　　→不特定指示指標
　　　　なった…　　　　　　　　→不特定動詞

⑱　E：　それ以外の方法は知りません。
　　M：　（モンドが立ち上がり、左手がだらんと下がる）たった今、手を動かし
　　　　ました。

　　　　知りません…　　　　　　→不特定動詞
　　　　何をするための／誰のための、それ以外の方法なのか…
　　　　　　　　　　　　　　　　→削除
　　　　それ以外の方法…　　　　→指示指標

⑱　E：　あなたは両手を動かすことができます。（モンドは腰を下ろし、両手
　　　　を握りしめてエリクソンを見る）手が動かせるかどうかを知るには、
　　　　そうするしか方法はありませんか？
　　M：　う〜ん、すごくよく反応しているという感じはしませんでした。わ
　　　　たし──（モンド、両手のしぐさで示す）それがまるで自分の一部じ
　　　　ゃなくなったみたいだったんです。とてもいい感じでした。放って
　　　　おかれるのがよかったんです。

　　　　動かす…、…知る…　　　→不特定動詞
　　　　そうするしか方法は…　　→不特定指示指標
　　　　方法…　　　　　　　　　→名詞化

⑱　E：　放っておかれたらどんなによかったでしょう。今、腕はどんな感じ
　　　　ですか？

M： 普通です。
E： 普通――疲れていませんか？
M： いません。
E： ここはまだ暑いですか？
M： はい、とても暑いです。（モンドは左手で額を拭う）

　　何が／誰がよかったのか…　→**削除**
　　おかれた…、…よかった…　→**不特定動詞**

⑲⓪ E： まあ、気にしないことです。そのうち涼しい風が入ってくるでしょう。大丈夫です。

　　何を気にしないのか…、…どこから入ってくるのか…
　　　　　　　　　　　→**削除**
　　気にしない…、…入ってくる…→**不特定動詞**

ニックとのセッション
トランスクリプトⅡ ①〜㉓

セッションの背景：ニックは 20 歳の独身男性で、催眠も心理療法も今回が初めてである。エリクソンとはそれまでに一度だけ、本書で紹介するセッション前日の懇親会で会っている。ニックはデモンストレーションで被験者を買って出た。ニックとのワークもモンドとのワーク同様、体系的である。

---

① **エリクソン（E）**： わたしがモンドとワークをしている間に、ご自分がトランスに入ったのがわかりましたか？
   ニック（N）： いいえ。入ったとは思いましたが、自信はありませんでした。

（いる）間に	→暗示的原因
トランス	→名詞化
わかりました	→前提

> ニックの今しがたのトランスの 4 タップルを TD サーチ。メタ指示
> →①〜④

② **E**： そして、これは、あなたが初めて体験する催眠です。
   N： そうです。

体験、催眠	→名詞化

③　E： だから、あなたはこれから自分自身について、これまで知らなかったことをたくさん発見することになります。

   だから　　　　　　　　→暗示的原因
   たくさん発見すること…　→命令の埋め込み
   （知らなかった）こと　　→不特定指示指標
   発見する…　　　　　　　→不特定動詞
   誰がこれまで知らなかったことなのか
   　　　　　　　　　　　　→削除

④　ただ、何を発見することになるのかは、発見するまで――発見してみてやっと、本当に理解することでしょう。

   ただ…するまで…してみてやっと本当に理解することでしょう…
   　　　　　　　　　　　　→センテンスの断片
   何を…ことになるのか…理解すること
   　　　　　　　　　　　　→命令の埋め込み
   理解する　　　　　　　　→前提
   何を…することになるのか…→不特定指示指標
   するまで　　　　　　　　→暗示的原因
   発見するまで――発見してみてやっと
   　　　　　　　　　　　　→デジタルの混乱
   理解する　　　　　　　　→不特定動詞

---

⑤　あなたはこの世に生を受けてからずっと、自分の手を上げて、そこから次第に下げていくことができると知っています。

   知っています　　　　　　→不特定動詞

手を上げて…	→命令の埋め込み
できると知っています…	→前提
知っています…	→読心術

腕浮揚を暗示。ポラリティを利用→⑤～⑧

---

⑥ しかし、あなたはだいぶ以前にあることを学びました、それは、自分の手をもち上げることができなかったということと――

しかし	→ポラリティ
あること…	→指示指標
だいぶ以前に学びました…、…できなかった…	
	→前提

⑦ それが自分の手だとはわかっていなかったということです。

それ…	→不特定指示指標
わかっていなかった…	→読心術
わかって（わかる）…	→不特定動詞
わかっていなかった…	→前提

⑧ あなたはそのとき小さな子供で、手はただの物体でした。

あなたはそのとき…	→前提

---

⑨ そして、人がトランスに入るとき最初にすることのひとつですが――ある

一点を見つめます。

  そして…見つめます…　　　→**接続詞**
  人…、…こと…、…ある一点…→**不特定指示指標**
  する　　　　　　　　　　　→**不特定動詞**

> 観察できる行動／観察できない行動にペーシング。健忘暗示。今しがたのトランスの4タップルをTDサーチ（LオペレータとRオペレータはK）→⑨〜⑯

⑩ 当人は移動する必要はありませんし、何かをする必要もありません。ただひたすら、自分の無意識がすべてを支配し、すべてを行なうのに任せておくことです。

  当人　　　　　　　　→**不特定指示指標**
  どこへ移動するのか、誰に話しているのか
        →**削除**
  何か　　　　　　　　→**指示指標**
  どう／誰に対して何かをする必要がないのか
        →**削除**
  無意識がすべてを支配し、すべてを行なうのに任せておくこと
        →**命令の埋め込み**
  無意識が支配しない場合は誰が支配するのか、何を支配するのか
        →**削除**
  すべて　　　　　　　→**指示指標**
  支配し（支配する）、行なう　→**不特定動詞**

⑪ そして、意識は何もする必要がありません――それは、通常、興味すらもちません。

そして	→因果／接続詞
誰の意識なのか	→削除
する必要があり（する必要がある）	
	→不特定動詞
何に関する興味なのか	→削除
興味すらもち（興味をもつ）	→不特定動詞
必要があり…、興味すらもち…→前提	

⑫ そして、わたしがあなたに話している間に、あなたは呼吸の仕方を変えました、心拍も変化しています。

そして	→因果／接続詞
間に	→暗示的原因
変えました	→前提
変化しています	→不特定動詞
どう変化しているのか	→削除

⑬ 過去の体験から、あなたの血圧が変化し、脈拍が変化し、眼瞼反射が変化していることがわたしにはわかっています。

過去の体験からあなたの…わたしにはわかっています
　　　　　　　　　→読心術
血圧が変化し、脈拍が変化し、眼瞼反射が変化している
　　　　　　　　　→前提
上の「変化し（変化する）」はすべて**不特定動詞**。

⑭ そして、目を開けたままにしておく必要はまったくありません。さあ、閉じてかまいません……

そして	→因果／接続詞

　　　　さあ、閉じて　　　　　　→命令の埋め込み

⑮　さらに、もう少しぴったり。

　　　　さらにもう少しぴったり　　→前提、センテンスの断片
　　　　何をもう少しぴったりなのか、誰のためにぴったりなのか
　　　　　　　　　　　　　　　　→削除

⑯　別の存在レベルにいる自分自身と親しくなることを学んでいます。

　　　　何が…（学んで）いるのか　→センテンスの断片、削除
　　　　〔主語のない現在進行形の文〕
　　　　親しくなる、学んでいます　→不特定動詞
　　　　学んでいます　　　　　　　→前提
　　　　親しくなること…　　　　　→命令の埋め込み

---

⑰　では、あなたには、まず、心地よさを楽しんでいただきたいと思います。

　　　　心地よさを楽しんで　　→命令の埋め込み
　　　　楽しんで（楽しむ）　　→不特定動詞
　　　　心地よさ　　　　　　　→名詞化
　　　　楽しんで…　　　　　　→前提

> デジタルの混乱が進行する中、その４タップルのＲオペレータ（Ｋ変項）を継続させる→⑰～⑱

⑱ 心地よさの感覚が次第に大きくなっていくことに気づいていただきたいと思います。

  次第に大きくなっていく、気づいて
         →前提
  気づいて（気づく） →不特定動詞
  心地よさ、感覚   →名詞化

---

⑲ 今、心の奥底で──とは、ありふれた言い回しですが──わたしたちは多くのことを理解しています。

  心、奥底   →名詞化
  ありふれた言い回しです →選択制限
  わたしたち、こと   →指示指標
  理解しています   →不特定動詞
  何に関する多くを理解しているのか
         →削除
  理解しています   →前提

> 健忘暗示。コミュニケーションのロジカル・レベルの混合（「…心の奥底で──ありふれた言い回しです…」）→⑲～㉒

⑳ そして、ときには、そうした事柄を心の前面に押し出すのに難儀することがあります。

  そして   →接続詞

　　　　ときには、そうした事柄　　→指示指標
　　　　押し出す、難儀する　　　　→不特定動詞
　　　　押し出すのに難儀する　　　→前提
　　　　心…難儀…　　　　　　　　→名詞化

㉑　ある名前がここまで出かかっているのに、それをいえないことがあります。それが何であるかはわかりませんが、それを知っていることはわかっています。ただ、どうしても思い出すことができません。でも、それはすぐここにあって、早くいってくれと待っています。

　　　　ある名前　　　　　　　　　→不特定指示指標
　　　　（出かかっ）ている、いえない、わかりません、知っている、わかっています、
　　　　思い出すことができません　→前提
　　　　思い出すこと　　　　　　　→命令の埋め込み
　　　　誰に向かって、早くいってくれ、なのか
　　　　　　　　　　　　　　　　　→削除

㉒　そうなるのは、無意識がそれを手放そうとしないでいるからです。

　　　　そうなるのは…からです　　→原因と結果
　　　　手放そうとしないでいる　　→不特定動詞
　　　　何のために手放そうとしないでいるのか
　　　　　　　　　　　　　　　　　→削除
　　　　無意識　　　　　　　　　　→名詞化
　　　　手放そうとしないでいる　　→前提

㉓　それに、モンド、あなたは自分もトランスに入っていること、もちろんわかっていますよね？　わかっていませんか？

わかっています	→前提
わかっていませんか？	→付加疑問、ポラリティ
（トランスに入っ）ている	→前提
トランス	→名詞化

> ふたりのクライエントに対して、このあとに続いて起きる体験を利用するよう、メタ指示→㉓〜㉗

㉔ さあ、トランスを楽しんでください、そして、わたしがあなたと共に始めた学習のすべてを強化するのです。

トランス	→名詞化
楽しんで	→前提
楽しんで（楽しむ）	→不特定動詞
そして	→接続詞
学習	→名詞化
強化する	→不特定動詞
学習を強化するのです	→命令の埋め込み

㉕ そして、わたしが彼にいうことはすべて、あなた自身に当てはめることができます。

そして…	→因果／接続詞
彼に…、…ことはすべて…	→不特定指示指標
当てはめることができます	→前提
当てはめる…	→不特定動詞
当てはめること…	→命令の埋め込み

㉖ 彼が楽しかった食事を思い出すことで、あなたが何か別の楽しかったことを思い出すかもしれない、といっておきましょう。

　　　　思い出す…、思い出す　　　　→不特定動詞
　　　　楽しかった食事を思い出す、何か別のことを思い出す
　　　　　　　　　　　　　　　　　→前提
　　　　（思い出すこと）で…　　　　→因果／接続詞
　　　　楽しかった食事、…何か…こと…
　　　　　　　　　　　　　　　　　→不特定指示指標
　　　　思い出すこと　　　　　　　　→命令の埋め込み
　　　　誰にとって楽しかったのか　　→削除

㉗ そういうわけで、あなたはわたしが彼にいった言葉を、自分というひとりの人間に合ったものに変えるでしょう。そして、わたしがあなたにいうことはすべて、彼が自分というひとりの人間に合ったものに変えるでしょう。

　　　　そういうわけで…、…（合った）ものに…そして…
　　　　　　　　　　　　　　　　　→因果／暗示的原因
　　　　あなたはわたしが…いった言葉を…、自分…に合ったものに変え…、…彼が…合ったものに変える　　→前提
　　　　合ったものに変える、合ったものに変える
　　　　　　　　　　　　　　　　　→不特定動詞
　　　　わたしのいった言葉、…ことはすべて
　　　　　　　　　　　　　　　　　→不特定指示指標

㉘ ところで、あなたがフェニックスまで来て、わたしに会うことにしたのには何か理由があると、わたしにはわかっています〔ここからは再びニックに向かって語っている〕。

のには何か理由がある…	→前提
何か理由…	→不特定指示指標
わたしにはわかっています	→読心術
理由	→名詞化
わたしに会うこと…	→命令の埋め込み

意識と無意識の分離を暗示。腕浮揚のための臓器言語（「さばく…」など）→㉘〜㉞

㉙ あなたには心中にある目的がありましたが、その目的が正確にどういうものかをちゃんと了解しておられたかどうか、わたしは疑っています。

あなたには目的がありました…、…ちゃんと了解しておられた…	→前提
ありました…、…しておられた（している）…疑っています…	→不特定動詞
ある目的…、その目的、了解	→不特定指示指標
あなたには目的がありました…	→読心術のシーケンス
心、目的、目的、了解	→名詞化

㉚ なぜそうなるのか、普通はあなたにはわからないのですが、あなたの無意識は、はるかに多くのことをしっかり理解します。

普通は…が…	→因果／接続詞
あなたにはわからない…、…無意識は…しっかり理解します…	→前提
多くのこと…	→不特定指示指標
何よりも多くなのか	→削除

　　　　無意識は、はるかに多くのことをしっかり理解します…
　　　　　　　　　　　　　→命令の埋め込み
　　　　無意識　　　　　　→名詞化

㉛　そして、あなたの無意識は、その特別なデータを理解し――

　　　　そして…　　　　　　　→因果／接続詞
　　　　そして…理解し――　　→センテンスの断片
　　　　無意識は…理解し　　　→前提
　　　　理解し（理解する）　　→不特定動詞
　　　　その特別なデータ…　　→不特定指示指標
　　　　無意識…　　　　　　　→名詞化

㉜　そして、それがゆっくりと心に浮かんでくるようにします、気持ちが乱れないような、苦しまないようなやりかたで、徐々に。

　　　　そして…　　　　　　　→因果／接続詞
　　　　それが…浮かんでくるようにします…、…気持ちが乱れない…苦しまない
　　　　ようなやりかたで、徐々に　→前提
　　　　浮かんでくる…、…乱れ（乱れる）…、…苦しま（苦しむ）…
　　　　　　　　　　　　　　　→不特定動詞
　　　　それ…、…ようなやりかた…→不特定指示指標
　　　　何が原因で気持ちが乱れるのか…、…何が原因で苦しむのか…
　　　　　　　　　　　　　　　→削除

㉝　自分には物事をさばくことができるんだ、そして、物事を理解することができるんだと、あなたが気づくようなやりかたで、

　　　　自分にはさばくことができ…理解することができるんだと…あなたが気づ
　　　　くようなやりかたで…　　→前提
　　　　さばく、理解する、気づく　→不特定動詞

物事…、…物事…、…ようなやりかたで
　　　　　　　→不特定指示指標
（できるんだ）と…、…（気づく）ような…、…そして
　　　　　　　→因果／暗示的原因
自分でさばくこと…理解すること…、…気づくよう…
　　　　　　　→命令の埋め込み

㉞　そして、中には自分の気に入らないこともあり、また、気に入ることもあると気づくようなやりかたで、さらには、人と異なる解釈を、自分はいっぱいしていいんだと気づくようなやりかたで。

そして…、…また…、…さらには…
　　　　　　　→因果／接続詞
中には気に入らないこと…、…気に入ること…、…気づく…、…いっぱいしていい…　　　→前提
気に入らない、…気に入る…、…気づく
　　　　　　　→不特定動詞
こと、…こと、人と異なる解釈…いっぱい…
　　　　　　　→不特定指示指標
どのように／いつしていいのか…
　　　　　　　→削除
そして…気に入ること…、気づくよう…
　　　　　　　→命令の埋め込み
解釈…　　　　　→名詞化

㉟　あなたに会って実際に話すのは実に初めてなので、わたしはあなたについて、実のところ、あまり多くを知ることはできません。でも、あなたの無意識はあなたについて、あなたが知っているよりはるかに多くのことを知

っています。

 ので…でも…、…無意識は…よりはるかに多くのことを知っています
        →暗示的原因
 より…知っています →不特定動詞
 何について、あまり多くを知らないのか、…何についてはるかに多くのことを知っているのか…、…何について話すのか…
        →削除
 あまり多く…、…はるかに多く…
        →不特定指示指標
 無意識…   →名詞化

> 視覚と触運動覚の分離を暗示。前日生じた基準の４タップルに結びついている否定的なＫの４タップルをＴＤサーチ（Ｌオペレータはｖ）→㉟～㊽

㊱ それは、学ぶことや感じること、思考すること、行動することに関する長年の経験をすべてもっています。

 学ぶことや感じること、思考すること、行動することに関する…経験をすべてもっています… →前提
 学ぶ、感じる、思考する、行動する、もっています
        →不特定動詞
 それ…、…長年の経験… →不特定指示指標

㊲ そして、わたしたちは生きている間はずっと、物事を学びつづけるのです——方法を学びつづけるのです。

 そして…   →因果／接続詞

わたしたちは…学びつづけるのです…方法を学びつづけるのです
→前提
学びつづけるのです…　　　→命令の埋め込み
生きている間はずっと…物事…→不特定指示指標
学びつづける…学びつづける…
→不特定動詞

㊳　それらをどう評価し、どう判断し、それらについてどう感じていくかを。

どう評価し…、…どう判断し…、…どう感じていくか
→前提
評価し、判断し、感じて…　→命令の埋め込み
評価し（評価する）、判断し（判断する）、感じて（感じる）
→不特定動詞
それらを…、…それらについて…
→不特定指示指標

㊴　そして、人生には、どれだけ良いことがたくさん起きようとも、必ず悪いことも起きます。

そして…　　　　　　　　→接続詞
良いことがたくさん起きようとも、必ず悪いことも起きます
→前提
起きます　　　　　　　　→不特定動詞
人生…良いこと…悪いこと　→不特定指示指標
誰にとって良いことなのか、…誰にとって悪いことなのか
→削除
人生　　　　　　　　　　→名詞化

㊵　それに、不快感を逃れる方法はありません。

　　　　それに…　　　　　　　　→接続詞
　　　　逃れる方法はありません　→前提
　　　　逃れる　　　　　　　　　→不特定動詞
　　　　誰にとっての方法がないのか→削除
　　　　不快感、方法　　　　　　→名詞化

㊶　それに、不快な事柄を注視できるようになることも必要です――怖気づくことなく、意欲的に理解しようとし、自分がいかにうまく順応できるかを意欲的に知ろうとしなくてはなりません。

　　　　それに…、…（理解しよう）とし…
　　　　　　　　　　　　　　　　→因果／接続詞
　　　　事柄を注視できるようになることも必要…、…怖気づくことなく…、…意欲的に理解しようとし…、…順応できる…、…意欲的に知ろうとし…
　　　　　　　　　　　　　　　　→前提
　　　　ようになる、理解し（理解する）、順応（する）、知ろう（知る）…
　　　　　　　　　　　　　　　　→不特定動詞
　　　　注視できるようになること…、…理解しよう…、…知ろう…
　　　　　　　　　　　　　　　　→命令の埋め込み
　　　　誰にとって不快な事柄なのか、何／誰に対して怖気づくことがあってはならないのか…　　→削除
　　　　事柄…　　　　　　　　　→不特定指示指標
　　　　怖気…、…意欲…　　　　→名詞化

㊷　そして、落胆や恐怖といった感覚をもつことなく、それをすること…

　　　　そして　　　　　　　　　→因果／接続詞
　　　　落胆や恐怖といった感覚をもつことなく、それをする…
　　　　　　　　　　　　　　　　→前提
　　　　それ…　　　　　　　　　→不特定指示指標
　　　　落胆、恐怖、感覚　　　　→名詞化

　　　　する…　　　　　　　　　　→不特定動詞
　　　　そして…すること…　　　　→センテンスの断片

㊸ ところで、昨日わたしに紹介されたとき、あなたは恐怖の感覚を味わいました。そんな恐怖はまったく必要なかったのにあなたはそれを感じました。

　　　　紹介されたとき…あなたは恐怖の感覚を味わいました
　　　　　　　　　　　　　　　　　→読心術
　　　　あなたは恐怖の感覚を味わい…、…まったく必要なかった…、…あなたはそれを感じました…　　　　→前提
　　　　味わいました…、…必要なかった…、…感じました…
　　　　　　　　　　　　　　　　　→不特定動詞
　　　　恐怖の感覚…、…そんな恐怖…、…それ…
　　　　　　　　　　　　　　　　　→不特定指示指標
　　　　恐怖、感覚　　　　　　　　→名詞化
　　　　のに…　　　　　　　　　　→因果／接続詞
　　　　誰／何に対する恐怖なのか、どういう感覚なのか…
　　　　　　　　　　　　　　　　　→削除

㊹ あなたが恐怖の感覚を味わったこと、それはいいことです。というのも、自分のもつあらゆる感覚を知ることは必要だからです。

　　　　感覚を味わったこと…はいいこと…、…自分のもつあらゆる感覚を知ることは必要…　　　　→前提
　　　　味わった…、…もつ…、…知る…→不特定動詞
　　　　感覚…、…それはいいこと…、あらゆる感覚…
　　　　　　　　　　　　　　　　　→不特定指示指標
　　　　恐怖…、…感覚…、…感覚…→名詞化
　　　　あらゆる感覚を知ること…　→命令の埋め込み
　　　　というのも…　　　　　　　→因果／暗示的原因

㊺　そして、もしわたしに関係する恐怖を注視することができるなら—

　　　　そして…、…もし…　　　　　→因果／接続詞
　　　　恐怖を注視すること…　　　　→命令の埋め込み
　　　　に関係する…、…注視することができる…
　　　　　　　　　　　　　　　　　　→前提
　　　　恐怖を注視する…　　　　　　→選択制限
　　　　関係…、恐怖…　　　　　　　→名詞化
　　　　そして…できるなら——　　　→センテンスの断片

㊻　それなら、わたしを恐れる理由は何もありません——

　　　　それなら…　　　　　　　　　→接続詞
　　　　恐れる理由は何もありません…→前提
　　　　理由…　　　　　　　　　　　→名詞化
　　　　誰が恐れるのか　　　　　　　→削除

㊼　しかし、あなたは確かに恐怖の感覚を味わいました。

　　　　しかし…　　　　　　　　　　→因果／接続詞
　　　　恐怖の感覚を味わいました…　→前提
　　　　恐怖の感覚…　　　　　　　　→不特定指示指標
　　　　恐怖…、…感覚…　　　　　　→名詞化
　　　　味わいました…　　　　　　　→不特定動詞

㊽　あなたはもうその恐怖を注視することができ、いったい全体、何がさまざまな形でそれを発生させたのだろうと疑問に思っています。

　　　　その恐怖を注視することができ…、…それを発生させた…、…いったい全体…疑問に思っています…　→前提
　　　　注視する…、…発生させた…、…疑問に思っています…

ニックとのセッション

	→不特定動詞
その恐怖…、…さまざまな形…、それ…	
	→不特定指示指標
いったい全体何が…と疑問に思って…	
	→命令の埋め込み
恐怖…、形…	→名詞化

㊾　ところで、ここは次第に暑くなるかもしれません。

ここは次第に暑くなる…	→前提
次第に…なる…	→不特定動詞
気温を表わす it	→不特定指示指標
誰にとって暑いのか	→削除

> クライエントはふたりとも、現在進行している４タップルのＫ変項（Ｒオペレータ）に専心している。他の肯定的４タップルおよび否定的４タップルをＴＤサーチする（ＬオペレータはＶとＡ）間、現在の４タップルのＫ変項を保持するようメタ指示→㊾〜㊿

㊿　あなたとモンドはふたりとも、涼しく心地よく過ごすのを楽しむだろうと、わたしは思っています。

あなたと…ふたりとも涼しく心地よく過ごすのを楽しむだろう…
　　　　　　　　　→前提
楽しむ…、…思っています…→不特定動詞
ふたりとも…楽しむ…と思っています…
　　　　　　　　　→読心術

㊼ それはとても良いことだと思います。

   思います…　　　　　　→不特定動詞
   それ　　　　　　　　　　→不特定指示指標
   とても…　　　　　　　　→前提
   誰にとって良いのか　　　→削除

㊺ というのも、ここのあなた、ベッドでぐっすり眠っているあなたは、海か湖かプールでの水泳を楽しむからです。

   というのも…からです　　→原因と結果
   ぐっすり眠っている…海…湖…プールでの水泳を楽しむ…
          →前提
   眠っている、楽しむ　　　→不特定動詞
   ベッドで…、海…、湖…、プール…、水泳…
          →不特定指示指標

㊻ 夢の中では、友人に会うことができ、彼らが話すのを聞くことができ、彼らに話しかけることができ、車を運転すること、飛行機に乗ること、森の中をハイキングすることができます。

   夢の中では友人に会うことができ…彼ら…を聞くことができ…彼らに話しかけることができ…車を運転する…飛行機に乗る…森の中をハイキングすることができます　　　　→前提
   友人に会うこと…、彼らが話すのを聞くこと…、…乗ること…、ハイキングすること　　　　→命令の埋め込み
   会う、乗る…　　　　　　→不特定動詞
   夢の中…、…友人…、…彼ら…、…車…、…飛行機…、…森…
          →不特定指示指標

(54) しかし、これが進行している間、あなたはずっとベッドに横になったままです。

しかし… **→暗示的原因**

これが進行している…、…ベッドに横になったまま…

→前提

進行している…、…横になった…

→不特定動詞

これ…、…ずっと…、…ベッドに…

→不特定指示指標

間 **→名詞化**

(55) あなたは移動していませんし、話をしてもいません。

移動していません…、…話をしてもいません…

→前提

何を／どう移動していないのか、…何について誰に話をしていないのか

→削除

移動し（移動する）…、…話をし（話をする）…

→不特定動詞

(56) あなたの無意識は多くの記憶と多くの理解を保管しています、そして、あなたはさまざまな夢を見て、その中で自分の体験を見直します。

無意識は…保管しています、…さまざまな夢を見て…見直します…

→前提

自分の体験を見直します… **→命令の埋め込み**

多くの記憶…、多くの理解…、…夢…、自分の体験…

→不特定指示指標

保管しています、見直します **→不特定動詞**

無意識、記憶、理解、夢、体験 **→名詞化**

何／誰に関する記憶なのか、何／誰に関する理解なのか、何に関する夢な

のか、何／誰に関する体験なのか

→削除

(57) そして、夢の中では、よりよい理解のためのさまざまな考えをまとめてもいます。

そして… **→因果／接続詞**

夢の中では…まとめて（も）います

→前提

さまざまな考えをまとめて… **→命令の埋め込み**

まとめています **→不特定動詞**

夢、理解、考え **→名詞化**

何／誰に関する夢なのか、何に関する理解なのか、何に関する考えなのか

→削除

夢…、…よりよい理解…、さまざまな考え…

→指示指標

(58) あなたは吹雪に遭う夢を見ます、そして、寒さに縮こまって、そして、実際はベッドの中でぬくぬくしています。

あなたは…夢を見ます…、…ぬくぬくして…

→前提

寒さに縮こまって… **→命令の埋め込み**

そして…縮こまって **→センテンスの断片**

そして…、…そして… **→因果／接続詞**

夢を見ます… **→不特定動詞**

吹雪…、…実際はベッドの中で…

→不特定指示指標

実際 **→名詞化**

(59) あなたはすごく空腹だという夢を見ることができます、夕食をたっぷり食

べたとしても。

　　　すごく空腹…、…夢を見ることができます…、…夕食をたっぷり食べた…
　　　　　　　　　　　　　→前提
　　　夢を見る　　　　　　→不特定動詞
　　　夢を見ること…　　　→命令の埋め込み
　　　夕食をたっぷり…　　→不特定指示指標
　　　としても　　　　　　→暗示的原因

⑥⓪ あなたに起きることはどんなことでも、夢に出てくることがありますし、それについて心配する必要はまったくありません。

　　　夢に出てくることがあります…、…心配する必要はまったくありません…
　　　　　　　　　　　　　→前提
　　　出てくること…、…心配する必要はまったくありません…
　　　　　　　　　　　　　→命令の埋め込み
　　　起きる…、…出てくる、…心配する…
　　　　　　　　　　　　　→不特定動詞
　　　どんなことでも…、…夢…、…それ…
　　　　　　　　　　　　　→不特定指示指標

---

⑥① というのも、あなたの無意識は、あなたの記憶、あなたの理解、あなたの望み、あなたの予想、あなたの祈りを整理していて――

　　　というのも…　　　　　→因果／原因と結果
　　　無意識は…整理していて…　→前提
　　　整理して（整理する）　→不特定動詞
　　　無意識、記憶、理解、望み、予想、祈り
　　　　　　　　　　　　　→名詞化

　　　　あなたの記憶…、…あなたの理解…、…あなたの望み…、…あなたの予想…、
　　　　…あなたの祈り…　　　　→不特定指示指標

以前の4タップルを再編するようメタ指示→㉖①〜㉖③

㉖② そして、あなたが学んできたことすべての再編を進めようとしているから
　　です。

　　　　そして…　　　　　　　　→因果／接続詞
　　　　あなたが学んできた…、…進めようとしている…
　　　　　　　　　　　　　　　　→前提
　　　　学んできた…、（進める）
　　　　　　　　　　　　　　　　→不特定動詞
　　　　再編を進めよう…　　　　→命令の埋め込み
　　　　すべて…、…再編…　　　→不特定指示指標
　　　　再編…　　　　　　　　　→名詞化

㉖③ 再編は、あなたが向上し、あなたが満足するためのものになるでしょう。

　　　　あなたが向上し、あなたが満足するためのものになるでしょう…
　　　　　　　　　　　　　　　　→前提
　　　　になる…　　　　　　　　→不特定動詞
　　　　再編…　　　　　　　　　→不特定指示指標
　　　　再編…、向上…、満足…　→名詞化

㉖④ そして、いい具合に涼しくて、心地よくて、のんびりすること、それはと

てもすてきなことです。

  そして…　　　　　　　　→因果／接続詞
  いい具合に涼しくて、心地よくて、のんびりすること…はとてもすてき…
  　　　　　　　　　　　　→前提
する　　　　　　　　　　　　→不特定動詞
のんびり　　　　　　　　　　→名詞化
それ　　　　　　　　　　　　→不特定指示指標

現在の4タップルのK変項（Rオペレータ）に注目→㉔

㊻　さらに、そういう状態にあるとき、あなたは人生の価値に関する自分の理解を見直します。

  さらに…とき…　　　　　→因果／暗示的原因
  そういう状態にある…、自分の理解を見直します
  　　　　　　　　　　　　→前提
  そういう状態…、自分の理解…→不特定指示指標
  状態…、人生、…価値…、理解…
  　　　　　　　　　　　　→名詞化
  見直します…　　　　　　→不特定動詞
  自分の理解を見直します…　→命令の埋め込み

以前の4タップルを再編する（LオペレータはV）ようメタ指示
→㊌～㊏

㊋　どのような幸せも努力の結果として手に入るものであり、もし与えられたとしたら、自分はそれに値するのだという理解にあなたは達します。

  幸せも努力の結果として手に入る…、もし与えられたとしたら…それに値する…、…という理解に達します…
      →前提
  努力の結果として手に入る…、値する…、…達します…
      →不特定動詞
  幸せ…、…理解…　　→名詞化
  どのような幸せも…、…それ…、…理解
      →不特定指示指標
  誰によって与えられるのか、何に関する理解なのか
      →削除

㊌　というのも、無料のギフトというようなものはどこにもないからです。努力の結果としてそれを手に入れなくてはなりません、あるいは、それに値しなくてはなりません。

  というのも…　　　　→因果／原因と結果
  無料のギフトというようなものはどこにもない…、努力の結果として…手に入れなくてはなりません、…値しなくてはなりません
      →前提
  努力の結果として手に入れ（手に入れる）…、…値し（値する）…
      →不特定動詞
  努力の結果として手に入れなくてはなりません…、値しなくてはなりません…
      →命令の埋め込み

　　　　　無料のギフト…、…というようなもの…、それ…、それ…
　　　　　　　　　　　　→不特定指示指標

⑱　そして、値するためには、自分で苦心し、努力しなくてはなりません。

　　　　　そして…　　　　　　　→因果／接続詞
　　　　　値するためには、自分で苦心し、努力しなくてはなりません
　　　　　　　　　　　　→前提
　　　　　しなくてはなりません…　→不特定動詞
　　　　　値…、…苦心…、…努力　→名詞化

⑲　そして、あなたは何に恐怖を感じる必要がありますか？

　　　　　そして…　　　　　　　→因果／接続詞
　　　　　恐怖…　　　　　　　　→名詞化
　　　　　必要があります　　　　→不特定動詞
　　　　　何についての恐怖なのか　→削除

　　メタファー→⑲〜㉓

㉑　あなたが恐怖を感じなくてはならないものは、ほとんどありません。

　　　　　あなたが恐怖を感じなくてはならないもの…、…ほとんどありません…
　　　　　　　　　　　　→前提
　　　　　恐怖…　　　　　　　　→名詞化
　　　　　なくてはならない…　　→不特定動詞

　　　　ほとんど（ありません）…　→不特定指示指標
　　　　何についての恐怖なのか　　→削除

⑦1　確かに、これまで生きてきた間に、飢死を恐れている人びとに出会ったことはあります。

　　　　飢死を恐れている（人びと）…→前提
　　　　恐れている、出会った　　　→不特定動詞
　　　　人びと…　　　　　　　　　→不特定指示指標
　　　　死…　　　　　　　　　　　→名詞化

⑦2　しかし、医療に携わるようになってこのかた、一度も飢死した人を見たことがありません。

　　　　しかし…　　　　　　　　　→因果／暗示的原因
　　　　このかた…、…人……　　　→不特定指示指標
　　　　医療…、…死…　　　　　　→名詞化
　　　　見た…　　　　　　　　　　→不特定動詞

⑦3　それをしようと思ったら、相当の努力が必要です。

　　　　相当の努力が必要です…　　→前提
　　　　必要です　　　　　　　　　→不特定動詞
　　　　仮主語のit〔日本語には未訳出〕、それ…、…相当の努力…
　　　　　　　　　　　　　　　　　→不特定指示指標
　　　　相当…、…努力…　　　　　→名詞化
　　　　それをしよう…　　　　　　→命令の埋め込み

⑭ 不運なことなら、いくらでも起きる可能性がありますから、わざわざ自分で追加する必要はありません。

　　　いくらでも起きる可能性があります…、…追加する必要はありません…
　　　　　　　　　　　　→前提
　　　起きる、追加する　　　→不特定動詞
　　　不運…、こと…　　　　→名詞化
　　　追加する必要はありません…→命令の埋め込み

以前の否定的な4タップルの再編をメタ指令。健忘暗示→⑭〜⑫

⑮ それについては、いつだって補充に事欠かないでしょうが、幸運は追加することが常に必要です。自分でそれを獲得することです。

　　　いつだって補充に事欠かない…、…幸運は追加することが常に必要です…、
　　　…自分で…獲得する　　→前提
　　　幸運は追加すること…、…自分でそれを獲得すること…
　　　　　　　　　　　　→命令の埋め込み
　　　欠かない、追加する、獲得する→不特定動詞
　　　補充…、…運…　　　　→名詞化

⑯ そして、あなたはそれを実力で獲得することでしょう。

　　　そして…　　　　　　　→因果／接続詞
　　　あなたはそれを実力で獲得することでしょう…
　　　　　　　　　　　　→前提
　　　獲得する…　　　　　　→不特定動詞
　　　それ…　　　　　　　　→不特定指示指標
　　　実力　　　　　　　　　→名詞化

　　　　獲得すること…　　　　　　→命令の埋め込み

⑦⑦ そして、あなたはそうした形で何事も心底楽しむことでしょう。

　　　　そして…　　　　　　　　　→因果／接続詞
　　　　何事も心底楽しむ…　　　　→前提
　　　　楽しむ　　　　　　　　　　→不特定動詞
　　　　そうした形…、…何事も…　→不特定指示指標
　　　　心底楽しむこと…　　　　　→命令の埋め込み

⑦⑧ さて、わたしがのべつ幕なしに話しつづけることもありません。

　　　　何／誰について話しつづけるのか…、誰に話し続けるのか
　　　　　　　　　　　　　　　　　→削除
　　　　のべつ幕なし…　　　　　　→不特定指示指標
　　　　幕…　　　　　　　　　　　→名詞化

⑦⑨ 自分の無意識は何かを思考し始めることができるのだと、あなた自身が了解すること、それが重要です。

　　　　無意識は…始めることができる…、…了解すること…、…それが重要です
　　　　…　　　　　　　　　　　　→前提
　　　　始める…、…了解する　　　→不特定動詞…
　　　　何かを思考…、…それ…　　→不特定指示指標
　　　　無意識、思考…　　　　　　→名詞化
　　　　無意識は…始めること…
　　　　　　　　　　　　　　　　　→命令の埋め込み

⑧⑩ そして、自覚することなく、それを発展させることができ——

　　　　そして…　　　　　　　　　→因果／接続詞

　　　　自覚することなく…、…それを発展させる…
　　　　　　　　　　　　　　→前提
　　　　発展させる…　　　　→不特定動詞
　　　　そして…それを発展させること…
　　　　　　　　　　　　　　→命令の埋め込み
　　　　それ…　　　　　　　→不特定指示指標
　　　　自覚…　　　　　　　→名詞化

㉛　さらに、結論に達することができ、そののちに、自分の意識がそうした結論に気づくようにすることもできると、了解することが重要です。…

　　　　さらに…、…そののちに…　→因果／接続詞
　　　　結論に達する…、…気づく…→前提
　　　　達する…、…気づく…　　　→不特定動詞
　　　　結論…、そうした結論…　　→不特定指示指標
　　　　結論、意識…　　　　　　　→名詞化
　　　　結論に達すること…　　　　→命令の埋め込み

㉜　そうすれば、自分にできる無数の事柄に気づくのを楽しむことができます。

　　　　そうすれば…　　　　　　　→因果／接続詞
　　　　できる…事柄、…気づくのを楽しむことができます…
　　　　　　　　　　　　　　　　　→前提
　　　　気づくのを楽しむこと…　　→命令の埋め込み
　　　　できる…、気づく…、…楽しむ…→不特定動詞
　　　　無数の事柄…　　　　　　　→不特定指示指標

―――――――――――――――――――――――――

㉝　診察では、患者さんには、考えるということをたっぷりしてほしいと、心

から思っています。

  では…　　　　　　　　　→因果／暗示的原因
  患者さん…、たっぷり…　　→不特定指示指標
  たっぷりして…　　　　　　→前提
  考えるということをたっぷりして…
  　　　　　　　　　　　　　→命令の埋め込み
  考える…　　　　　　　　　→不特定動詞

メタファー→㉘〜㉙

㊽　というのも、彼らにとって何が正しいのか、わたしにはわからないからです。

  というのも…からです　　　→因果／原因と結果
  彼らにとって…、…何が正しいのか…
  　　　　　　　　　　　　　→不特定指示指標
  わから（わかる）…　　　　→不特定動詞

㊾　彼らは、自分が知っていることや体験してきたことを理解することによって、それに到達する必要があります。

  彼ら…、…自分…、…理解すること…、…それ…
  　　　　　　→不特定指示指標
  自分が知っている…、…体験してきた…、…理解することによって…、…到達する必要があります…　→前提
  知っている…、…体験してきた…、…到達する…
  　　　　　　　　　　　　　→不特定動詞
  それに到達する必要があります…

　　　　　　　　　　　　→命令の埋め込み
　　　理解…　　　　　　　→名詞化

⑧⑥ そして、どの人も過去の体験と学びとを、得心のいくやりかたでまとめることができます…

　　　そして…　　　　　　　　→因果／接続詞
　　　やりかたでまとめる…　　→前提
　　　まとめる…　　　　　　　→不特定動詞
　　　誰の得心のいくやりかたなのか→削除
　　　体験、学び、やりかた　　→名詞化
　　　どの人…、過去の体験…、学び…、…やりかた…
　　　　　　　　　　　　　　→不特定指示指標
　　　過去の体験と学びとを…まとめること…
　　　　　　　　　　　　　　→命令の埋め込み

⑧⑦ あなたは今ここで、心地よさを味わい、のんびりと座っています。

　　　心地よさを味わい、のんびりと…
　　　　　　　　　　　　　　→前提
　　　心地よさ…、のんびり…　→名詞化
　　　心地よさ…、…座っています…→読心術

⑧⑧ そして、自分自身について学んでいますが、ただ、どのようにして学んでいるかはわかっていません。

　　　そして…　　　　　　　　→因果／接続詞
　　　自分自身について学んでいます…、…ただどのようにして…かはわかっていません…　→前提
　　　学んでいます、学んでいる、わかって（わかる）…
　　　　　　　　　　　　　　→不特定動詞

　　　　何を学んでいるのか　　　　　→削除

⑲　現代の文化には、瞑想について語ったものがたくさんあります。

　　　　文化…、…瞑想…、…語ったもの…
　　　　　　　　　　　　　→名詞化
　　　　誰の語ったものがたくさんあるのか…、…何についてか…
　　　　　　　　　　　　　→削除

⑳　が、それは、誰しも多少は考え、多少は理解すべきだといっているにすぎません。

　　　　誰しも…（考え、理解）すべきだ…
　　　　　　　　　　　　　→前提
　　　　考え（考える）…、理解す（理解する）…
　　　　　　　　　　　　　→不特定動詞
　　　　誰（し）も…、…多少…、…多少…
　　　　　　　　　　　　　→指示指標

㉑　それに、わたしたちはなんらかの厳格なやりかたでそれをすることは求められていません。

　　　　それに…　　　　　→因果／接続詞
　　　　なんらかの厳格なやりかたで…、…することは求められていません…
　　　　　　　　　　　　　→前提
　　　　わたしたち…、なんらかの厳格なやりかたで…、それ…
　　　　　　　　　　　　　→不特定指示指標
　　　　する…　　　　　　→不特定動詞
　　　　やりかた…　　　　→名詞化
　　　　それをすること…　→命令の埋め込み

㉒ わたしたちは自分の夢を取り上げることができ、空いた時間を使うことができます。

  自分の夢を取り上げることができ…、…空いた時間を使うことができます
  …　　　　　　　　　　　　→前提
  取り上げる…使う…　　　　→不特定動詞
  何／誰に関する夢なのか…、いつの空いた時間のことなのか…
  　　　　　　　　　　　　　→削除
  夢、時間　　　　　　　　　→名詞化
  わたしたち…　　　　　　　→不特定指示指標
  自分の夢を取り上げること…空いた時間を使うこと…
  　　　　　　　　　　　　　→命令の埋め込み

㉓ どんな瞑想をしているのかを人に説明する必要はありません。

  説明する必要はありません…→否定命令の埋め込み
  必要（がある）…　　　　　→必要の叙法助動詞
  瞑想、説明…　　　　　　　→名詞化
  する…　　　　　　　　　　→不特定動詞

㉔ ただ、瞑想は自分で自分のために考えること、自由に、気楽に考えることであり、自分が自分に提供できるものは何かをあれこれ考えるというだけのことです。

  ただ…　　　　　　　　　　→因果／接続詞
  自分で自分のために考える…、…自由に…気楽に…
  　　　　　　　　　　　　　→前提
  瞑想…、自分…自分…、自分…自分…
  　　　　　　　　　　　　　→名詞化
  考える…、…考える…　　　→不特定動詞
  何／誰について自由に考えるのか、何／誰について気楽に考えるのか…

　　　　　　　　　　　→削除
提供できる…、…あれこれ考える…
　　　　　　　　　　→不特定動詞
自分で自分のために…、…自分が自分に…できる何か
　　　　　　　　　　→不特定指示指標

---

⑨⑤　さて、暑い部屋の中の心地よさというものも、ひょっとしたらありえますが、爽やかな考えだけが自分のところに訪れるようにすることができます。

　　心地よさ…ひょっとしたらありえます…、…爽やかな考えだけが自分のところに訪れるようにすることができます…
　　　　　　　　　　　→前提
　　ひょっとしたらありえます…、…訪れる…、…ようにする…
　　　　　　　　　　　→不特定動詞
　　心地よさ、考え、ところ　　→名詞化
　　暑い部屋…、…爽やかな考え→不特定指示指標
　　爽やか…だけが自分のところに訪れるようにすること…
　　　　　　　　　　　→命令の埋め込み
　　（ます）が…　　　　→暗示的原因
　　爽やかな考え…訪れる　→選択制限
　　誰にとって暑いのか？　誰にとって爽やかなのか…
　　　　　　　　　　　→削除

　　メタファー（�～㊽）を現在の4タップルにリンク→⑨⑤～⑨⑥

⑨⑥　穏やかな考えが自分に訪れるようにすることができます。苦痛のない考えが自分に訪れるようにすることができます。

穏やかな考えが自分に訪れるようにすることができます…、…苦痛のない考えが自分に訪れるようにする… →前提
穏やかな考えが自分に訪れるようにすること…
　　　　　　　　　　　　　　→命令の埋め込み
考え…訪れる　　　　　　　　→選択制限
ようにする…、…ようにする…→不特定動詞
考え…、…考え…　　　　　　→名詞化
誰にとって穏やかなのか…、…誰にとって苦痛がないのか…
　　　　　　　　　　　　　　→削除

---

⑰　今度は、あなたがたのどちらもが理解できることをお話ししましょう。

あなたがたのどちらもが理解できる…
　　　　　　　　　　　　　　→前提
理解（理解する）…　　　　　→不特定動詞
こと…　　　　　　　　　　　→不特定指示指標

直接の引用を使ったメタファー→⑰〜⑭

⑱　ひとりの患者が救急車でわたしのところに運ばれてきました。

ひとりの患者…　　　　　　　→不特定指示指標
いつ／誰によって／なんのために運ばれてきたのか…
　　　　　　　　　　　　　　→削除

⑲　その患者の余命は、ひょっとしたら三ヶ月ほどだったのかもしれません。

　　　　　その患者…　　　　　　　　→不特定指示指標
　　　　　どうしてそれだけの余命なのか…
　　　　　　　　　　　　　　　　　→削除

⑩ そして、患者はひどい痛みに苦しんでいましたが、薬はまったく効かないようでした。

　　　　　ひどい痛みに苦しんで…　　→前提
　　　　　効か（効く）…　　　　　　→不特定動詞
　　　　　患者…、…ひどい痛み…、…薬…
　　　　　　　　　　　　　　　　　→不特定指示指標
　　　　　痛み…　　　　　　　　　　→名詞化

⑩ そして、彼女は八時間以上薬を飲んでいない状態で、わたしのところにやってきました。

　　　　　そして…　　　　　　　　　→因果／接続詞
　　　　　彼女…、…薬…　　　　　　→不特定指示指標
　　　　　やってきました　　　　　　→不特定動詞

⑩ そして、彼女は車椅子を押してもらって入ってくると、こういいました。

　　　　　そして…　　　　　　　　　→因果／接続詞
　　　　　彼女…　　　　　　　　　　→不特定指示指標
　　　　　誰に車椅子を押してもらってここにやってきたのか…、…誰にいったのか
　　　　　　　　　　　　　　　　　→削除

⑩ 「主治医の話では、あなたなら催眠を使ってわたしの痛みをコントロールしてくれるはずだとか」

[引用]
　　　催眠を使って…　　　　　→命令の埋め込み
　　　痛み　　　　　　　　　　→名詞化
　　　コントロールして（コントロールする）…
　　　　　　　　　　　　　　　→不特定動詞

⑭「でも、わたしはそれはばかげていると思っています」

　　　[引用の続き]
　　　でも…　　　　　　　　　→因果／接続詞
　　　それ…　　　　　　　　　→指示指標
　　　思っています…　　　　　→不特定動詞
　　　誰にとってばかげているのか→削除

⑮「薬でさえわたしの痛みをコントロールすることはできないんです」

　　　[引用の続き]
　　　薬…　　　　　　　　　　→指示指標
　　　わたしの痛みをコントロールすること…
　　　　　　　　　　　　　　　→命令の埋め込み
　　　痛み…　　　　　　　　　→名詞化
　　　コントロールする…　　　→不特定動詞

⑯「それなのに、ちょっとひと言話すだけで、だなんて——そんなばかなって思いますわ」

　　　[引用の続き]
　　　それなのに…　　　　　　→因果／接続詞
　　　ちょっとひと言…、…そんな…→不特定指示指標
　　　誰に対して、ばかなと思うのか→削除

(107) わたしはいいました。「まあ、お聞きください。そして、わたしのいわんとすることを理解することができるか、調べてみてください。

[引用]
理解すること…　**→命令の埋め込み**
理解する…　**→不特定動詞**
わたしが何をいうのを聞くのか…
→削除
わたしのいわんとすること…**→不特定指示指標**

(108) あなたはそこに座っていますが、そうしている間に、もし空っ腹を抱えていそうなトラがあのドアからこの部屋に侵入し、あなたを見て舌舐めずりするのを見たとしたら、どのくらいの痛みを感じると思いますか？」

[引用]
もし…（侵入）し…　**→因果／接続詞**
あなた…、…そこ…、…空っ腹を抱えていそうなトラ…、…あのドア…、…この部屋…、…あなた…、…どのくらいの痛み…
→不特定指示指標
空っ腹、痛み　**→名詞化**

(109) 彼女はいいました。「痛みなんてちっとも感じないでしょう、トラのことを考えているでしょうから。それに、今気づいたのですが、わたし、今、ちっとも痛みがありません、だって、物事の新しい見方を知りましたから」

[引用]
彼女…　**→指示指標**
いつ／誰にいったのか…　**→削除**
トラ…、…物事…　**→不特定指示指標**
それに…、…だって…　**接続詞と暗示的原因**

考えている…、…気づいた…、…あり（ある）…、…知りました…
→不特定動詞

痛み…、…痛み…、…見方…　→名詞化

⑩ そこで、彼女が立ち去るとき、わたしは彼女に今後は何をするつもりかと訊ねました。

そこで…、…とき…　　　　→接続詞
立ち去る…、…つもり（つもりだ）…
→不特定動詞
彼女…、…彼女…、…何…　→不特定指示指標
誰のための何について、するのか
→削除

⑪ すると、彼女はいいました。「これからは楽しい時間を過ごそうと思っていますが、ベッドの下にいてもらおうと思っているトラについては、ナースたちは理解してくれないと思います」

[引用]
すると…、…（ます）が…　→接続詞
彼女…　　　　　　　　　　→指示指標
楽しい時間を過ごそう…、…いてもらおう…、…理解して…
→命令の埋め込み
楽しい時間…、…トラ…、…ナースたち…
→不特定指示指標
過ご（過ごす）…、…理解して（理解する）…、…思います…
→不特定動詞

⑫ 「医師も理解してくれないと思います」
[引用]
理解して…　　　　　　　　→命令の埋め込み
医師…　　　　　　　　　　→不特定指示指標

　　　　思います…　　　　　　　→不特定動詞
　　　　何を理解するのか…　　　→削除

⑬　そして、痛み止めの薬は要るかと彼らが訊ねるたびに、彼女はいいました。

　　　　そして…　　　　　　　　→接続詞
　　　　彼ら…、…たび…、…彼女…→不特定指示指標
　　　　要る…　　　　　　　　　→不特定動詞
　　　　痛み、薬…　　　　　　　→名詞化

⑭　「要りません、要るときには、いつもそこにトラにいてもらってますから」

　　　　[引用]
　　　　いつも…、…そこに…、…トラ…→不特定指示指標
　　　　要る…、…いてもらってます…→不特定動詞

─────────────────────────

⑮　さて、おふたりは自分に役立つ多くのこと身につけたわけですから、それらを手近に置いておくようにしてください。手近に置き、使いうるどんな形ででも使えるようにしておくことです。

　　　　多くのことを身につけた…、…それらを手近に置いておく…
　　　　　　　　　　　　　　　　→前提
　　　　身につけた…、…置いておく…→不特定動詞
　　　　こと…、…それら…、…どんな形ででも…
　　　　　　　　　　　　　　　　→不特定指示指標
　　　　どのように手近に置いておくのか…
　　　　　　　　　　　　　　　　→削除
　　　　ですから…　　　　　　　→因果／接続詞

形… 　　　　　　　　　→名詞化
それらを手近に置いておくように…
　　　　　　　　　　　→命令の埋め込み

> 過去の4タップルを利用するためのメタ指示。腕浮揚のための臓器言語→⑮〜⑯

⑯ そして、あなたがた自身の脳細胞反応はあなたがたの必要を満たすことができると知っておいてください。

　　そして… 　　　　　　　　→因果／暗示的原因
　　満たす…、…知って(知る)… →不特定動詞
　　反応…、…必要… 　　　　　→名詞化
　　脳細胞反応は…満たす… 　　→選択制限
　　あなたがた自身の脳細胞反応、あなたがたの必要…
　　　　　　　　　　　　　　　→不特定指示指標

⑰ ところで、モンドは呼吸を使ってトランス状態に入りました。けれども、あなたはうまくいきませんでした。

　　うまくいき（うまくいく）… →不特定動詞／形容詞
　　けれども… 　　　　　　　　→因果／接続詞

> 過去の4タップルを、クライエント（ニック）の現在の4タップル（呼吸）にリンクさせて利用→⑰〜㊿

⑱　あなたは、息遣いがはっきり聞こえるような呼吸をしていました。

　　　　誰にはっきり聞こえるのか／何と、誰と比べてはっきり聞こえるのか…
　　　　　　　　　　　　→削除
　　　　息遣いがはっきり聞こえる…→前提

⑲　今は、とてもいい具合に、とても快適に呼吸しています。

　　　　今は…、…とてもいい具合に…、…とても快適に呼吸しています…
　　　　　　　　　　　　→前提
　　　　誰にとっていい具合なのか、…誰にとって快適なのか
　　　　　　　　　　　　→削除

⑳　では、なぜああではいけないのでしょう。あなたには、どうすべきかがわかっています。

　　　　では…　　　　　　→暗示的原因
　　　　何がああではいけないのか…、何を／いつどうすべきかわかっているのか
　　　　　　　　　　　　→削除
　　　　あなたにはどうすべきかがわかっています…
　　　　　　　　　　　　→前提
　　　　わかっています…　　→不特定動詞

㉑　そして、前には息遣いがはっきり聞こえるような呼吸をしましたが、そのような呼吸をしなくてはならないと考える必要はなかったわけで、わたしはとても嬉しく思っています。

　　　　そして…、…わけで…　→暗示的原因
　　　　何の／いつの前か　　→削除
　　　　はっきり聞こえる…、…考える…、…必要はなかった（必要がある）…
　　　　　　　　　　　　→不特定動詞

　　　　そのような呼吸…必要はなかった…
　　　　　　　　　　　　　→前提
　　　　そのような…　　　　　→不特定指示指標
　　　　何について嬉しく思っているのか…
　　　　　　　　　　　　　→削除

⑫②　そして、あなたは嬉しく思うことができます。

　　　　そして…　　　　　　　→因果／暗示的原因
　　　　嬉しく思うことができる…　→前提
　　　　嬉しく思う…　　　　　→不特定動詞

⑫③　あなたの無意識はたくさんのことを知っています。

　　　　無意識は…知っています…、…たくさんのこと…
　　　　　　　　　　　　　→前提
　　　　知っています…　　　　→不特定動詞
　　　　無意識…　　　　　　→名詞化
　　　　たくさん…、…こと…　→不特定指示指標
　　　　何／誰に関するたくさんのことを知っているのか…
　　　　　　　　　　　　　→削除

⑫④　そして、思うに、息遣いがはっきり聞こえるあの呼吸は、あなたとしては、自分が気づくことのできるあることを準備していたのです——

　　　　そして…　　　　　　　→因果／接続詞
　　　　気づくことのできる…、…準備していた…
　　　　　　　　　　　　　→前提
　　　　思う…、…気づく…　　→不特定動詞
　　　　息遣いがはっきり聞こえるあの呼吸…、…あることを準備…
　　　　　　　　　　　　　→不特定指示指標

　　　　誰に聞こえるのか…、…何に関して／どういうわけで、あなたとしては、
　　　　なのか…　　　　　　　　　→削除
　　　　気づくこと…　　　　　　　→命令の埋め込み
　　　　…準備していたのです　　　→読心術

⑫⑤　あなたはそのことが自分には欠けていると気づくことができ、そのときわたしはあなたとワークを進めていました、じかに……

　　　　欠けていると気づくことができ…
　　　　　　　　　　　　　　　　→前提
　　　　気づく…、…ワークを進めていました…
　　　　　　　　　　　　　　　　→不特定動詞
　　　　そのこと…　　　　　　　→指示指標
　　　　そのとき…　　　　　　　→因果／暗示的原因
　　　　じかに、どうしたのか…　→削除、センテンスの断片
　　　　気づくこと…　　　　　　→命令の埋め込み

⑫⑥　そして、わたしがそのことに言及したとき、あなたはかすかな微笑みを浮かべました。

　　　　そして…、…（した）とき…→因果／接続詞
　　　　そのこと…、…かすかな微笑み…
　　　　　　　　　　　　　　　　→指示指標

──────────────────────────────

⑫⑦　自分でわかっている以上に自分がわかっていると知ること、それはすてきなことです。

　　　　自分でわかっている以上に…、…自分がわかっていると…、…知ること、

それはすてき…　　　　　　→前提
わかっている…、…わかっている…、…知る…
　　　　　　　　　　→不特定動詞
自分…、…自分…、…それ…→不特定指示指標
すてきなこと…　　　　　　→名詞化
何／誰について何よりもわかっているのか…、…誰にとってすてきなことなのか…　　　　　　　　→削除

> デジタルの混乱。肯定的なKの4タプルのK変項（Rオペレータ）に注目するようメタ指示→⑫⑦〜⑬⓪

⑫⑧ そして、わたしたちは、自分でできると思っている以上に理解することができます。

そして…　　　　　　　　　→因果／接続詞
自分できると思っている以上に…、…わたしたちは…理解することができます…　　　　　　　→前提
思っている…、…理解する…→不特定動詞
わたしたち…、…自分…　　→不特定指示指標
何以上なのか、誰に対して何ができるのか？…
　　　　　　　　　　→削除
理解すること…　　　　　　→命令の埋め込み

⑫⑨ さらに、わたしたちは、自分では無理だと思っているときに楽しみを感じることができます。

ときに…、…楽しみを感じる…→前提
思っている…、…感じる…　→不特定動詞
わたしたち…、…自分…、…とき…

→不特定指示指標

楽しみ…　→名詞化

楽しみを感じること…　→命令の埋め込み

(130) そして、わたしたちは進んで、自分の求める楽しみや幸せをめいっぱい感じるようにしなくてはなりません。なぜなら、自分の感情はすべて、自分が産み出しているからです。

そして…、なぜなら　→因果／接続詞

進んで…めいっぱい感じる…、…自分の感情はすべて、自分が産み出している…　→前提

進んで…し（進んで…する）…、…求める…、…感じる…、…産み出している…　→不特定動詞

わたしたち…、…楽しみ…、…幸せ…、…自分の感情…、…自分…

→不特定指示指標

楽しみ…、…幸せ…、…感情…→名詞化

進んで…感じるように…　→命令の埋め込み

---

(131) わたしたちは、他者を刺激として利用することができます。

他者を刺激として利用することができます…

→前提

わたしたち…、…他者…、…刺激として…

→指示指標

何のための刺激としてなのか…

→削除

利用する…　→不特定動詞

刺激…　→名詞化

> メタファー。アリゾナにアンカーした過去の4タップルを利用するようメタ指示→⑬①〜⑬⑨

⑬② あなたはすばらしい教師に出会います、そして、彼はあなたに新しい考えをたくさん教えることができます。

  すばらしい教師に出会います…、…彼はあなたに新しい考えをたくさん教えることができます…　→前提
  出会います…、…教える…　→不特定動詞
  すばらしい教師…、…彼…、…新しい考え…、…たくさん…
        →不特定指示指標
  考え…　→名詞化
  何と比べてたくさんなのか　→削除

⑬③ ──刺激を受けて、彼自身の豊富な考えを集めるのです。

  刺激を受けて…　→命令の埋め込み
  自身の豊富な考え…、…集める…
        →前提
  刺激を受けて（刺激を受ける）…、…集める…
        →不特定動詞
  彼…、…豊富な考え…　→不特定指示指標
  豊富…、…考え…　→名詞化

⑬④ あなたは今日、アリゾナについて、あることを学びました。あなた自身については、はるかに多くを学びつつあります。

  あなたは今日…、…アリゾナについて…、…あることを学びました…、…

あなた自身について…、…はるかに多くを学びつつあります…
　　　　　　　　　→前提
学びました…、…学びつつあります…
　　　　　　　　　→不特定動詞
アリゾナについてあること…、…はるかに多く…
　　　　　　　　　→不特定指示指標

⑬ そして、アリゾナを思い出しさえすれば、あなたは自分の学び――多くの学びのいくらかを思い出すでしょう。

　　そして…しさえすれば…　　→因果／暗示的原因
　　アリゾナを思い出しさえすれば…、…多くの学び…、…いくらかを思い出すでしょう…　　→前提
　　アリゾナを思い出し…　　→命令の埋め込み
　　思い出し（思い出す）…、…学びのいくらかを思い出す…
　　　　　　　　　　　　　　→不特定動詞
　　多く…、…学びのいくらか…→不特定指示指標
　　学び、学び　　　　　　　→名詞化

⑬ というのも、あなたはそれらをアリゾナで学んだからであり、けっしてアリゾナを忘れることはできないからです。

　　というのも…からで　　　→因果／原因と結果
　　それらをアリゾナで学んだ…、…けっしてアリゾナを忘れることはできない…　　→前提
　　学んだ…、…忘れる…　　→不特定動詞
　　それら…　　　　　　　　→不特定指示指標

⑬ そして、あなたの新しい理解、新しい学びは互いにつながって――関連し合い、制限し合って――います。なぜなら、それらは、もっと大きな学びの一部だからです。

そして…、…なぜなら…　　　→因果／接続詞─原因と結果
　　　互いにつながって…関連し合い…制限し合っています…
　　　　　　　　　　　　　　→前提
　　　学びは…つながって…合って　→選択制限
　　　つながって（つながる）…、関連し合い（関連し合う）…制限し合って（制限し合う）…　　　→不特定動詞
　　　新しい理解…新しい学び…それら…、もっと大きな学び…
　　　　　　　　　　　　　　→不特定指示指標
　　　理解…、学び…、学び…　　　→名詞化
　　　互いにつながって…、…関連し合い…、…制限し合って…
　　　　　　　　　　　　　　→命令の埋め込み

⑱　そして、モンド、あなたについても同じことがいえます。

　　　そして…　　　　　　　　　→因果／接続詞
　　　同じことがいえます　　　　→前提
　　　どのように同じことが言えるのか…
　　　　　　　　　　　　　　→削除

⑲　あなたは非常に多くを学びます。それはずっとあなたの一部となるでしょう。そして、あなたは新たな良い学びはすべて、自分の一部にしたいと思っています。

　　　非常に多くを学びます…ずっと…一部となるでしょう…すべて…一部にしたいと思っています　　　→前提
　　　学びます…でしょう…したいと思っています
　　　　　　　　　　　　　　→不特定動詞
　　　非常に多く…それ…一部…新たなよい学びはすべて…一部…
　　　　　　　　　　　　　　→不特定指示指標
　　　学び…、…一部…　　　　　→名詞化

245

　　　　何と比べて非常に多くなのか［どのように一部なのか］
　　　　　　　　　　　→削除

---

⑭⓪　わたしがモンドを誘導している間に、あなたの無意識はなんらかの方法で、あなたがトランスに入ることを知りました。

　　　　間に…トランスに入ることを…無意識はなんらかの方法で知りました…
　　　　　　　　　　　→前提
　　　　誘導している…入る…知りました…
　　　　　　　　　　　→不特定動詞
　　　　なんらかの方法…　　→不特定指示指標
　　　　間に…　　　　　　　→因果／暗示的原因
　　　　無意識…、…トランス…　→名詞化
　　　　どこに／どのように誘導しているのか…
　　　　　　　　　　　→削除

　　　意識と無意識の分離。以前のトランスの4タップルをTDサーチ。
　　　腕浮揚の暗示→⑭⓪～⑭④

⑭①　あなたの無意識は、どのようにして前もって、自分の手にだけ注意を向ける方法を知ったのでしょう？

　　　　無意識は…前もって…自分の手にだけ注意を向ける…
　　　　　　　　　　　→前提
　　　　向ける…、…知った…　→不特定動詞
　　　　何の前なのか…　　　　→削除

246

　　　　　無意識…注意…　　　　　→名詞化
　　　　　自分の手にだけ注意を向ける…
　　　　　　　　　　　　　　　　→命令の埋め込み

⑭2　でも、それはやり遂げました。

　　　　　でも…　　　　　　　　→因果／接続詞
　　　　　それ…　　　　　　　　→不特定指示指標
　　　　　それは何を／いつ／誰に対してやり遂げたのか…
　　　　　　　　　　　　　　　　→削除

⑭3　そして、あなたはそのようにして、自分の無意識が学ぼうと思った多くのことに気づかなくなりました。

　　　　　そして…　　　　　　　→因果／接続詞
　　　　　そのようにして…、…無意識が学ぼうと思った…、…気づかなくなりました…　　　　　　　　　　　→前提
　　　　　学ぼう（学ぶ）…、…と思った…、…気づかなくなりました…
　　　　　　　　　　　　　　　　→不特定動詞
　　　　　そのようにして…、…多く…、…のこと…
　　　　　　　　　　　　　　　　→不特定指示指標
　　　　　（その）よう…、…無意識…　→名詞化
　　　　　学ぼう…　　　　　　　→命令の埋め込み

⑭4　そして、それが肩代わりし、しっかり学び取りました。

　　　　　そして…　　　　　　　→因果／接続詞
　　　　　それが肩代わりし…、…しっかり学び取りました…
　　　　　　　　　　　　　　　　→前提
　　　　　肩代わりし（肩代わりする）…、学び取りました…
　　　　　　　　　　　　　　　　→不特定動詞

それ…　　　　　　　　　→不特定指示指標

---

⑭ ところでわたしは、あなたがたおふたりが、心地よさと安らぎの途方もない重要性に気づくことを願っています。

　　　気づくこと…　　　　　　→命令の埋め込み
　　　気づく…　　　　　　　　→前提
　　　気づく…願っています…　→不特定動詞
　　　心地よさ…、…安らぎ…　→名詞化
　　　途方もない重要性…　　　→不特定指示指標
　　　誰にとって重要なのか…　→削除

> 肯定的なKの4タップルのK変項（Rオペレータ）に注目するよう、ふたりのクライエントに指示。過去の4タップルを利用するようメタ指示。腕浮揚を暗示するために臓器言語を使用→⑭〜⑮

⑭ 安心感、準備が整っているという感覚。

　　　感…、…感覚…　　　　　→名詞化
　　　誰のための安心感か、何の準備が整っているのか…
　　　　　　　　　　　　　　　→削除、センテンスの断片

⑭ 何が起ころうと、それに応じ、それをさばき——さらには、それをするのを楽しむことができるような、完全な知識。

　　　応じ…さばき…するのを楽しむことができる…

　　　　　　　　　　　　→前提
　　それに応じ、それをさばき…それをするのを楽しむこと…
　　　　　　　　　　　→命令の埋め込み
　　起ころう（起こる）…、…応じ（応じる）…、…さばき（さばく）…、
　　楽しむ…　　　　　　→不特定動詞
　　何が起ころうと…、それ…、それ…、それ…
　　　　　　　　　　　→不特定指示指標
　　何に関する完全な知識なのか…
　　　　　　　　　　　→削除

⑭ 自分ではさばき切れない状況に直面し──のちにそれについてよく考え、やはりそれは多くのさまざまな形で役立つ学びであったと認識することも、すてきな学びです。

　　状況…、それ…、それ…、多くのさまざまな形で…学び…、…すてきな学
　　び…　　　　　　　　→不特定指示指標
　　直面し…、…考え…、…認識すること…
　　　　　　　　　　　→命令の埋め込み
　　のちにそれについてよく考え…認識する
　　　　　　　　　　　→前提
　　誰にとってすてきなのか、誰にとって／どのように役立つのか…
　　　　　　　　　　　→削除
　　さばき（さばく）…、…直面し（直面する）…、…考え（考える）…、…
　　認識する…　　　　　→不特定動詞
　　状況…、形…、学び…、…学び…→名詞化

⑭ それによって、あなたがたは自分の力を評価することができます。

　　あなたがたは評価することができます…
　　　　　　　　　　　→前提
　　それ…　　　　　　→不特定指示指標

評価する、できます	→不特定動詞
力…	→名詞化
自分の力を評価すること…	→命令の埋め込み

⑮ それによって、自分自身の安心感をもっと利用しなくてはならない分野に気づくこともできます。その安心感はあなたがた自身の中にあります。

自分自身の安心感……利用しなくてはならない…、…気づくこともできます…、…あなたがた自身の中にあります…	
	→前提
なくてはならない…気づく…できます…	
	→不特定動詞
安心感…、…分野…	→名詞化
分野に気づくこと…	→命令の埋め込み
それ…、分野…	→不特定指示指標

⑯ そして、あなたがたが唯一無二の存在であることを常に憶えていてください。

そして…	→因果／接続詞
常に憶えていて…	→前提
憶えていて（憶えている）…	→不特定動詞
どのように唯一無二なのか…	→削除

直接の引用を使ったメタファー→⑯〜⑲

⑮₂ ですから、あなたがたがするべきことは、自分が自分であることを人びとに示すことだけです。

  ですから…　　　　　　　→因果／接続詞
  あなたがたがするべきことは…だけ…
  　　　　　　　　　　　　→前提
  (するべき)こと…、…人びと…→不特定指示指標
  自分…を示すこと…　　　　→命令の埋め込み
  する…　　　　　　　　　　→不特定動詞

⑮₃ ずっと以前にわたしが学んだことのひとつですが——往診で、ある小さな子供を調べることになりました。その子は身なりもきちんとし、髪もきれいに梳かしつけてありました。

  ずっと以前…、…ことのひとつ…、…往診…、…小さな子供…
  　　　　　　　　　　　　→不特定指示指標
  学んだ…　　　　　　　　　→不特定動詞
  調べること…　　　　　　　→命令の埋め込み
  誰の目から見てきちんとした身なりだったのか…
  　　　　　　　　　　　　→削除

⑮₄ ——でも、その子の顔は、「誰もわたしのことを好きじゃない、ほんとに誰も」といわんばかりでした。

  でも…　　　　　　　　　　→因果／接続詞
  その子…、…誰も…、…ほんとに誰も…
  　　　　　　　　　　　　→不特定指示指標
  好き…　　　　　　　　　　→不特定動詞
  …といわんばかりでした　　→読心術

⑮₅ そして、その子のいうとおりでした。

  そして…　　　　　　　　　→因果／接続詞
  その子…　　　　　　　　→不特定指示指標
  何についていうとおりなのか…→削除
  いうとおりでした…　　　　→前提
  いうとおり…　　　　　　　→名詞化

⑯ 別の家に行って小さな子供に会ってごらんなさい。その子は、顔が汚れていて、だらしのない身なりで、髪もぐちゃぐちゃでも、喉をくっくっと鳴らしながら嬉々としてあなたがたのほうに駆けてきます。

  別の家…、…小さな子供…、…その子…
  　　　　　　　　　　　　→不特定指示指標
  誰の目から見て汚れているのか…、…誰の目から見てだらしのない身なりなのか…　　　　　　　→削除
  嬉々　　　　　　　　　　　→名詞化
  鳴らし（鳴らす）…、…駆けてきます…
  　　　　　　　　　　　　→不特定動詞

⑰ そして、その顔は「みんな、ぼくのこと、大好きなの」といっています。

  そして…　　　　　　　　　→因果／接続詞
  その顔…　　　　　　　　→不特定指示指標
  [引用]
  みんな…　　　　　　　　　→指示指標
  いっています…　　　　　　→不特定動詞

⑱ そして、その子のいうとおり、みんな、確かにそうなんです……

  そして…　　　　　　　　　→因果／接続詞
  その子のいうとおり…　　　→前提

その子…、…みんな…　　　→不特定指示指標
　　　いうとおり…　　　　　　　→名詞化
　　　何についていうとおりなのか…、みんなが確かにどうなのか…
　　　　　　　　　　　　　　　　→削除

⑮ そうした気持ちのもちようでいることは貴重な財産です──そして、あなたがたにはその資格があります。

　　　そうした気持ちのもちようでいること…
　　　　　　　　　　　　　　　　→命令の埋め込み
　　　あなたがたにはその資格があります…
　　　　　　　　　　　　　　　　→前提
　　　そうした気持ちのもちよう…、…貴重な財産…、…その…
　　　　　　　　　　　　　　　　→不特定指示指標
　　　いる…、…資格があります…→不特定動詞
　　　気持ちのもちよう…　　　　→名詞化

---

⑯ アリゾナの一部として、また、アリゾナのすべての学びとして、インディアンがガラガラヘビに出会っていいます。「きょうだいよ、おまえはおまえの道を行け。わたしはわたしの道を行く」

　　　として…　　　　　　　　　→因果／接続詞
　　　すべての学び…、…インディアン…、…ガラガラヘビ…
　　　　　　　　　　　　　　　　→不特定指示
　　　［引用］
　　　…ガラガラヘビに…きょうだいよ…
　　　　　　　　　　　　　　　　→選択制限
　　　おまえの道…　　　　　　　→指示指標

おまえの道を行け…　　　　→命令の埋め込み

直接の引用を使ったメタファー→⑯〜⑯

---

⑯ そして、ヘビとインディアンは共に厳かにして、高潔です。

  そして…　　　　　　　　→因果／接続詞
  厳か、高潔…　　　　　　→前提
  ヘビ…、インディアン…　　→不特定指示指標
  高潔…　　　　　　　　　→名詞化

⑯ そして、おのおの堂々と、安全に、満足して、互いを尊重し、おのれの道を行きます。

  そして…　　　　　　　　　→因果／接続詞
  おのおの…、…おのれの道→不特定指示指標
  行きます…　　　　　　　　→不特定動詞
  堂々と…、…安全に…、…満足して…、…互いを尊重し…
         →前提
  安全…、…満足…、…尊重…→名詞化
  安全に…　　　　　　　　　→音韻による曖昧さ〔英語では、「安全に」の「in security」と、「不安」の「insecurity」が同じ発音。上記訳は、in security という表記に従ったもの〕

---

⑯ そこで、わたしは思うのですが、自尊心と、自分は自尊心をもっているという確たる自覚とを──

そこで…	→因果／接続詞
自尊心をもって…	→命令の埋め込み
思う…、…もっている…	→不特定動詞
自尊心…、…自尊心…、…自覚…	→名詞化
確たる自覚…	→指示指標
…思うのですが…自覚とを	→センテンスの断片

アリゾナにアンカーした否定的なＫの４タップルをTDサーチ→⑯③～⑯⑧

⑯④ そして、あなたがたは生きていて、自分がもっとも強く惹かれることを進んで行ない、それらを首尾よくやろうという気持ちになっているがゆえに、それをもつべきです。

そして…	→因果／接続詞
ことを…行ない…、…それらを首尾よくやろう…	
	→命令の埋め込み
首尾よく…	→前提
こと…、…それら…、…それ…	→不特定指示指標
ゆえ…	→名詞化
進んで（～する）…行ない（行なう）…、…惹かれる…、…やろう（やる）…、…もつ…	→不特定動詞

⑯⑤ あなたがたは共に、過去に不確かなものをもっています。

共に不確かなものをもっています…	
	→前提
何に関する不確かなものなのか…	
	→削除

もっています…	→不特定動詞
過去に…	→不特定指示指標
不確かなもの…	→名詞化

⑯ その不確かなものは置き去りにしてかまいません。

その…は置き去りにしてかまいません…	→前提
置き去りにして（置き去りにする）…	→不特定動詞
その不確かなもの…	→不特定指示指標
それを置き去りにして…	→命令の埋め込み
不確かなもの…	→名詞化

⑯ アリゾナにそれを置き去りにすることができます。

それを置き去りにする…	→前提
置き去りにする…	→不特定動詞
それ…	→指示指標
にそれを置き去りにすること…	→命令の埋め込み

⑯ それがアリゾナを変えることはありません。それはあなたがたを変えるでしょう。

それはあなたがたを変えるでしょう…	→前提
変える…、…変える…	→不特定動詞
それ…、…それ…	→不特定指示指標

⑯⑨ そして、わたしはかつて遠いウィスコンシンの田舎で育ちましたが——もしそのころに戻るなら、そうしたあれこれをわたしは拾い集めることができるでしょう。なぜなら、それらはいいものだからです。

　　　そして…　　　　　　　　→因果／接続詞
　　　なぜなら…　　　　　　　→原因と結果
　　　そうしたあれこれ…、…それら…
　　　　　　　　　　　　　　　→指示指標
　　　誰にとっていいものなのか…→削除

> メタファー。VとKの分離を維持しつつ、V変項を、否定的なKの4タップルに対するリード（LオペレータおよびRオペレータをV）として使うようメタ指示→⑯⑨～⑰⑦

⑰⓪ そして、それらはもう、わたしの一部ではありません……

　　　そして…　　　　　　　　→因果／接続詞
　　　それら…、もう…　　　　→指示指標

⑰① そして、過去の不快や不幸は——それらは過去に、はるか昔の過去に置き去りにすることです。

　　　そして…　　　　　　　　→因果／接続詞
　　　過去の…、…不快や不幸…、…それら…、…過去に…、…はるか昔の過去に…　　　　　　　→不特定指示指標
　　　それらは…置き去りにすること…
　　　　　　　　　　　　　　　→命令の埋め込み
　　　置き去りにする…　　　　→不特定動詞
　　　不快…、…不幸…　　　　→名詞化

⑰ そして、やがてやってくる良き日々、新しい体験、新しい理解を楽しみに待つことです。

   そして…　　　　　　　　→因果／接続詞
   やがてやってくる良き日々…、…新しい体験…、…新しい理解…、……楽しみに待つことです　　　→前提
   楽しみに待つ…　　　　　→不特定動詞
   やがてやってくる良き日々…、…新しい体験…、…新しい理解…
   　　　　　　　　　　　　→指示指標
   体験…、…理解…　　　　→名詞化

⑱ そして、40歳になったらどんな幸せがありうるかを今の自分は理解できないということを、実際に40歳になったときに振り返ることができると、気づくことです。

   そして…　　　　　　　　→因果／接続詞
   今の自分は理解できない…、…40歳になったときに…、…振り返ることができる…　　　　　　→前提
   あり（ある）…、…できない…、…振り返る…、…気づく…
   　　　　　　　　　　　　→不特定動詞
   理解できないということ…　→指示指標
   誰にとっての幸せなのか…　→削除
   幸せ…　　　　　　　　　→名詞化
   振り返ること…　　　　　→命令の埋め込み

⑲ 二十代の幸せや十代の幸せがどんなものか、10歳のときには、ひょっとしたら理解することができなかったのとまったく同じように……

   まったく同じように…　　　→因果／暗示的原因
   のときには…、…二十代の幸せ…、…十代の幸せ…

	→指示指標
のときには…、…二十代の幸せ…、…十代の幸せ…、…ひょっとしたら理解することができなかった…	→前提
理解する…	→不特定動詞
理解すること…	→命令の埋め込み
幸せ…、…十代…	→名詞化
…ときには…同じように…	→センテンスの断片

⑰ そして、子供時代の壊れたおもちゃ——それらを失うこと、それらが壊れたのを見ること、それは本当に心が痛みます。

そして…	→因果／接続詞
子供時代…、…壊れたおもちゃ…、…それ…	→指示指標
それは本当に心が痛みます…	→前提
見る…、…心が痛みます…	→不特定動詞
それらが壊れたのを見ること…	→命令の埋め込み

⑰ わたしたちは皆、成長しながら、あれこれ失い、忘れてしまいます——

しながら…	→因果／暗示的原因
わたしたちは皆…あれこれ…	→指示指標
成長し…忘れて…	→命令の埋め込み
成長し（成長する）…、…失い（失う）…、…忘れてしまいます…	→不特定動詞
あれこれ失い…、…忘れてしまいます…	→前提
何について忘れるのか…	→削除

⑰ そして、たとえそれらを思い出すことがあるにしても、以前それが発生したときとは別の見方でそれらを見ることになります。

そして、たとえ…　　　　　→因果／接続詞
　　とは別の見方でそれらを見ることになります…
　　　　　　　　　　　　　　　→前提
　　思い出す…、…発生した…　→不特定動詞
　　誰にとっての別の見方なのか…→削除
　　それら…、…それ…、…それら…→不特定指示指標
　　別の見方でそれらを見ること…→命令の埋め込み

---

⑱　そして、モンド、あそこの開いている窓にはかつてひとつの意味がありましたが、今はとても楽しい意味があります。まったく異なる体験、新たな学びです。

　　そして…、…（ありました）が…→因果／接続詞
　　かつてひとつの意味がありました…、…今はとても楽しい意味があり…、…異なる体験…、…新たな学び…　→前提
　　あそこの開いている窓…、…ひとつの意味…、…楽しい意味…、…異なる体験…、…新たな学び…　　　→指示指標
　　意味…、…意味…、…体験…、…学び…
　　　　　　　　　　　　　　　→名詞化
　　誰にとって楽しいのか…　→削除

以前の（モンドの）否定的なKの4タプルをTDサーチ（LオペレータはV）。このとき、アンカーした肯定的なK（Rオペレータ）変項を維持→⑱～⑱

⑰ 窓ガラスを割ったとき、あなたはあの体罰を受けました——でも、今、あなたは振り返ることができ、体罰というものを、当時それを受けたときとは大きく異なる何かとして見ることができます。

  窓ガラス…、…あの体罰…、…体罰というもの…、…異なる何か…
        →不特定指示指標
  振り返ることができ…、…体罰というものを…とは異なる何かとして見ることができます… →前提
  振り返る…、…受けた…、…見る…
        →不特定動詞
  でも…   →因果／接続詞

⑱ そして、実際のところ、あなたは愉快な気持ちで振り返ることができ、さらに、体罰でどう傷つき、涙をどう感じたかを思い出すことができます。

  そして…   →因果／接続詞
  愉快な気持ちで…、…振り返ることができ…、…体罰でどう傷つき…、…涙をどう感じたか…、…思い出すことができます…
        →前提
  振り返る…、…感じた…、…思い出す…
        →不特定動詞
  愉快な気持ち…   →名詞化
  体罰…、…涙…   →不特定指示指標
  思い出すこと…   →命令の埋め込み

⑲ 涙と比べると、あなたが生きていて、優れた神経系に恵まれているということがわかっただけでした。

  何が涙と比べられているのか…、…誰にとって優れているのか…
        →削除
  涙と比べると…がわかっただけでした…

                　　　　　　　　　　　→前提
　　　生きていて（生きている）…、…わかった…
　　　　　　　　　　　　　　　→不特定動詞
　　　系…　　　　　　　→名詞化
　　　涙…、…優れた神経系…　→不特定指示指標

⑱ それに、もしその体罰がこたえなかったとしたら、そのほうがぞっとしたでしょう——もし涙も出なかったとしたら、それにもぞっとしたでしょう。

　　　それに…　　　　　→因果／接続詞
　　　誰がどのようにぞっとしたのか…、…誰がどのようにぞっとしたのか…
　　　　　　　　　　　　　　　→削除
　　　ぞっとしたでしょう…、…ぞっとしたでしょう…
　　　　　　　　　　　　　　　→前提
　　　その体罰…、…そのほう…　→不特定指示指標
　　　こたえ（こたえる）…　　→不特定動詞

⑱ 別の言い方をすれば、善悪に反応することやそれに充分対処すること——それが人生の本当の喜びだということです。

　　　別の言い方をすれば…、…善…、…悪…、…それ…、…人生…、…本当の喜び…　　　　　　→不特定指示指標
　　　誰のために充分対処するのか…、…誰にとって／いつ得られる本当の喜びなのか…　　　　→削除
　　　善…、…悪…、…喜び…　→名詞化
　　　反応する…、…対処する…　→不特定動詞

────────────────────────────

⑱ さて、今度は、あなたがたおふたりに、自分自身の思考、自分自身の理解

の中で、なんであれ自分の望む事柄を見つめつづけ、自分で達することができる理解に達してほしいと思います。

  なんであれ…事柄を見つめつづけ…、…自分で達する…できる…
        →**前提**
  望む、見つめ（見つめる）、つづけ（つづける）、達する、できる、達し（達する）…   →**不特定動詞**
  思考…、…理解…、…理解… →**名詞化**
  なんであれ…事柄…   →**不特定指示指標**
  見つめ…、…達して…   →**命令の埋め込み**

⑱〜⑱で設定したV／Kパターンを一般化するようメタ指示
            →⑱〜⑱

⑱ モンド、あなたは今、カモを追いかけ、カモにパンくずをやっている少女、水の中でバシャバシャやっている子供——そのすばらしい自由の感覚——を見つめることができました、つまり、すばらしい自由の感覚をもつことができました。

  カモ…、カモ…、…少女…、…子供…
         →**不特定指示指標**
  自由…、…感覚…、…自由…、…感覚…
         →**名詞化**
  誰にとってすばらしいのか…→**削除**
  今…   →**作用域による曖昧さ**

⑱ それから、考える必要がない多くの事柄について考えることができました。

  それから…   →**暗示的原因**

考えること…　　　　　　→命令の埋め込み
　　　必要がない…、…考える…、…できました…
　　　　　　　　　　　　　　　→不特定動詞
　　　多くの事柄…　　　　　　→不特定指示指標
　　　事柄…　　　　　　　　　→名詞化

⑱ そして、わたしは自分の体験からわかっているのですが、車椅子に座ることができるということ、それはすてきなことで——わたしはすばらしい人たちに出会っています……

　　　そして…、…（こと）で…　→因果／接続詞
　　　わかっている…、…できる…→不特定動詞
　　　体験…　　　　　　　　　→名詞化
　　　誰にとってすてきなことなのか…
　　　　　　　　　　　　　　　→削除
　　　すばらしい人たち…　　　→不特定指示指標

> ⑱〜⑱で設定し、⑱〜⑱で一般化したパターンをアリゾナにアンカー→⑱〜⑲

⑱ さらに思うのですが、もしあなたがたおふたりに出会う喜びが得られなかったら、人生はとても、とても悪いものになっていたでしょう——ですから、わたしはあなたがたに感謝しています。

　　　さらに…　　　　　　　　→因果／接続詞
　　　思う…　　　　　　　　　→不特定動詞

喜び…、…人生…　　　　　→名詞化
　　　誰にとって悪いのか…、何について感謝しているのか
　　　　　　　　　　　　　　　　→削除

⑱⑨ あなたがたに必要なのは、アリゾナを、あらゆる学びの中の大切な宝とし
　　 てもちつづけることです。人生の大切な宝として──

　　　アリゾナを…としてもちつづけること…
　　　　　　　　　　　　　　　　→命令の埋め込み
　　　あなたがたに必要なのは…です…
　　　　　　　　　　　　　　　　→前提
　　　必要(だ)…、…もちつづける…→不特定動詞
　　　あらゆる学び…　　　　　　→不特定指示指標
　　　誰にとってどのように大切な宝なのか…
　　　　　　　　　　　　　　　　→削除
　　　学び…、…宝…　　　　　　→名詞化

⑲⓪ また、自分の望みを叶え、必要を満たし、くつろぎを得るために、そうし
　　 た学びを活用することです。

　　　また…　　　　　　　　　　→因果／接続詞
　　　そうした学びを活用すること…→命令の埋め込み
　　　叶え（叶える）…、…満たし（満たす）…、…得る、…活用する…
　　　　　　　　　　　　　　　　→不特定動詞
　　　望み…、…必要…、…くつろぎ…、…学び…
　　　　　　　　　　　　　　　　→名詞化
　　　そうした学び…　　　　　　→不特定指示指標

⑲① そして、モンド、あなたはくつろいでいますよね？　くつろいでいません
　　 か？　くつろいでいるというのは楽しいものです。

  そして…　　　　　　　　→接続詞
  くつろいでいます…　　　　→前提
  くつろいでいませんか？…　→付加疑問
  くつろいでいる…　　　　　→不特定動詞
  誰にとって楽しいのか…　　→削除

⑲ そして、ニック、あなたはくつろいでいますよね？　くつろいでいませんか？
ニック（N）：　くつろいでいます。

  そして…　　　　　　　　→接続詞
  くつろいでいます…　　　　→前提
  くつろいでいませんか？…　→付加疑問
  くつろいでいます…　　　　→不特定動詞

⑬ E：　では、わたしに質問してはいかがでしょう？
  N：　いえ、けっこうです。

  質問…　　　　　　　　　　→指示指標
  何についての質問なのか…　→削除

⑭ E：　自分で考えることを楽しもうと思っているのですか？
  N：　はい。

  自分で考えることを楽しもう…→命令の埋め込み
  楽し（楽しむ）…　　　　　→不特定動詞
  何について考えるのか…　　→削除

⑮ E：　そして、理解を深めていこうと思っているのですか？
  N：　はい。

そして…　　　　　　　　　→因果／接続詞
理解を深めていこう…　　　→命令の埋め込み
何／誰に比べて深めるのか…→削除
理解　　　　　　　　　　　→名詞化

⑯ E： 恐れは減り、熱意は高まって？
　 N： はい。

恐れ…、…熱意…　　　　　→名詞化
何についての恐れなのか…、…何についての熱意が高まるのか…
　　　　　　　　　　　　　→削除
恐れは減り、熱意は高まって…→前提、センテンスの断片

---

⑰ E： あなたがたおふたりとワークをすることができたのは、大きな喜びです。

ワーク…、…大きな喜び…　→名詞化
ワークをする…　　　　　　→不特定動詞
誰にとって大きな喜びなのか…→削除

現在の4タップルに戻る指示→⑰〜⑳

⑱ そして、わたしとワークをしてくれたおふたりに心から感謝したいと思います。

そして…　　　　　　　　　→因果／接続詞

　　　　どのようにワークをしたのか…→削除
　　　　感謝し（感謝する）…　　　→不特定動詞
　　　　心から…　　　　　　　　　→前提

⑲ 良いワークをすること、しかも、良い素材を使って良いワークをすることは、常に喜びの種です。

　　　　誰にとって喜びの種なのか…、…誰にとって／何と比較して良いのか…
　　　　　　　　　　　　　　　　→削除
　　　　良いワークをすること…　　→命令の埋め込み
　　　　良いワークをする…、…良い素材を使って（良い素材を使う）…
　　　　　　　　　　　　　　　　→不特定動詞
　　　　ワーク…、…喜びの種…　　→名詞化

⑳ それは喜びの種です。

　　　　誰にとっての／どのような喜びの種なのか…
　　　　　　　　　　　　　　　　→削除
　　　　それ…　　　　　　　　　→指示指標
　　　　喜びの種…　　　　　　　→名詞化

㉑ ところで、わたしは疲れました、あなたがたには自分なりのペースで、自分なりのやりかたで目醒めていただこうと思います。

　　　　目醒めて…　　　　　　　→命令の埋め込み
　　　　自分なりのペースで…、…自分なりのやりかたで…
　　　　　　　　　　　　　　　　→前提
　　　　ペース…、…やりかた…　→名詞化
　　　　目醒めて（目醒める）…、…思います…
　　　　　　　　　　　　　　　　→不特定動詞
　　　　何に疲れたのか　　　　　→削除

㉒ モンド、まず目を閉じてください、そして、それから自分なりのペースで、自分なりのやりかたで目を醒ましましょう。

  まず…　　　　　　　　　→前提
  そして…　　　　　　　　→因果／接続詞

㉓ あなたがたはふたりとも、目を閉じました。さあ今度は、好きなだけ時間をかけて目を醒ましてください。

  閉じました…　　　　　　→時制の変化
  いつ目を閉じたのか…　　→削除
  さあ今度は…、…（かけ）て…→暗示的原因
  好きなだけ…かけて…、…目を醒まして…
  　　　　　　　　　　　　→前提
  かけて（かける）、目を醒まし（目を醒ます）…
  　　　　　　　　　　　　→不特定動詞

㉔ ニック、しばらく時間をかけて、また元の状態にもどりましょう……そして、自分の両手を再び感じながら、それらが元にもどるよう、あの方向づけを。

  そして…　　　　　　　　→因果／接続詞
  しばらく…、…あの方向づけ…→指示指標
  かけて（かける）…、…もどり（もどる）…、…感じ（感じる）…
  　　　　　　　　　　　　→不特定動詞
  また元の状態に…、…自分の両手を再び感じながら…
  　　　　　　　　　　　　→前提
  感じながら…方向づけを　→センテンスの断片

㉕ さらに、自分の脚や腕をすべて元の状態にして、頭を元のようにし……自分の体をよく知ることです。

さらに…　　　　　　　　　→因果／接続詞
状態にして（状態にする）…、…元のようにし（元のようにする）…、
よく知る…　　　　　　　　→不特定動詞
…元のようにし…　　　　　→センテンスの断片

⑳⑥　ここは心地よすぎるように思います。
　　N：　ぼくはまだトランスの中にいます。
　　M：　出るのがいやなんですね。
　　N：　う～ん。

　　　思います…　　　　　　　　→不特定動詞
　　　誰にとって心地よすぎるのか…→削除
　　　ここ…　　　　　　　　　　→指示指標
　　　心地よすぎて誰のためにならないのか…
　　　　　　　　　　　　　　　　→削除

---

⑳⑦　E：　そう、トランスから出たいと思うことはありません。

　　　出たいと思うこと…　　　　→命令の埋め込み
　　　たいと思う…　　　　　　　→前提
　　　トランス…　　　　　　　　→名詞化
　　　出たい（出る）…、…たいと思う…
　　　　　　　　　　　　　　　　→不特定動詞

メタファー→⑳⑦～㉑⑪

⑧ 楽しく見ている映画に終わってほしいと思うことはありませんし、花にしぼんでほしいと思うこともありません、でも、現実を好ましく思うことにも変わりはありません。

　　　楽しく…終わってほしいと思うこと…、…ほしいと思うこと…、…現実を
　　　好ましく思うこと…　　　→命令の埋め込み
　　　終わって（終わる）…、…ほしい…、…ほしい…、…好ましく思う…
　　　　　　　　　　　　　　→不特定動詞
　　　楽しく見ている映画…、…花…→不特定指示指標
　　　現実…　　　　　　　　　→名詞化
　　　誰にとって楽しいのか…　→削除

⑨ そして、わたしにできることといえば、あなたがたが40歳、50歳、60歳になったとき、どんなに楽しそうにしているだろうと思いめぐらすことだけです……わたしには、あなたがたが40歳、50歳、60歳になって初めて気づくあらゆる事柄について思いめぐらすことができます。そして、80歳のときには物事がどんなにすてきなことになっているかを、この目で確かめることができたらいいなあと思っています。

　　　思いめぐらすこと…　　　→命令の埋め込み
　　　思いめぐらす…、…気づく…、…思いめぐらす…、…確かめる…、…いい
　　　なあと思っています…　　→不特定動詞
　　　初めて（気づく）あらゆる事柄…、…すてきなこと…
　　　　　　　　　　　　　　→不特定指示指標
　　　確かめること…　　　　　→命令の埋め込み

⑩ うちの息子のひとりがわたしにいいました。「ぼくは祖父母にずっと感謝しつづけると思う。ふたりはぼくに、昔いい時代を過ごしたこともちろん教えてくれたけれど、本当にいい時代はまだこれからだってことを教えてくれたから」

うちの息子のひとり…、…ふたり…、…昔…、…いい時代…、…本当にいい…　　　　　　　　→不特定指示指標

[引用]
いいました…、…感謝し（感謝する）…、…これからだ…、…教えてくれた…　　　　　　　　→不特定動詞
昔…、…時代…、…時代…　→名詞化

⑳ 初めて馬の乗り方を身につけたとき、いつか自分がジェット機に乗ることになるとは知りませんでした。飛行機が存在するようになることさえ知りませんでした。

　　　初めて…、…馬…、…いつか…、…ジェット機…、…飛行機…
　　　　　　　　　　　→不特定指示指標
　　　身につけた…、…知り（知る）…、…知り（知る）…
　　　　　　　　　　　→不特定動詞
　　　初めて…、…さえ…　　　→前提

---

⑫ 今わたしは、あなたがたをゆっくり目醒めさせています。というのも、ゆっくり目醒めて、トランスでの学びと思考を定着させること——どんな人にもそれが必要だからです。

　　　ゆっくり目醒め…、…ゆっくり目醒め…、…トランス状態での学びを定着
　　　させること…　　　　→命令の埋め込み
　　　誰のためにどう必要なのか…、…誰のためにゆっくり行なうのか…
　　　　　　　　　　　→削除
　　　トランスでの学び…、…思考…、…どんな人にも…、…それ…
　　　　　　　　　　　→指示指標

目醒め（目醒める）…、…目醒めて（目醒める）…、…定着させる…
→不特定動詞

現在の４タップルへの方向づけ。メタファー→㉒〜㉓

㉓ ちょうど、焼き石膏を固めるのにしばらく時間を要するようなものです。そして、そうした学びは、いったん定着させれば、生涯ずっと自分の供（とも）とすることができるでしょう。

  ちょうど…、…いったん…、…（させ）れば…
      →因果／暗示的原因
  固め…、…定着させ…、…供（とも）とすること…
      →命令の埋め込み
  固める…、…要する…、…定着させ（定着させる）…、……供（とも）とする
      →不特定動詞
  学び…   →名詞化
  しばらく…、…学び…、…生涯…→指示指標
  生涯ずっと… 選択制限 →前提
  …学び…供とする… →選択制限

㉔ では、今日はこのあと、たとえ自分がさまざまな事柄を完全にわかっているように思えなくても、平気でいてください。あなたがたは充分にわかっていて、自分自身の幸せと保護にそれらを役立てていくでしょう。

  わかっている…、…ように思え（ように思える）…、…平気でいて（平気でいる）…、…わかっていて（わかっている）…
      →不特定動詞

さまざまな事柄…	→不特定指示指標
今日はこのあと…	→前提
誰にとって充分になのか…	→削除
幸せ…、…保護…	→名詞化

> トランスでの学びの4タップルを利用するようメタ指示。後催眠暗示→㉑④～㉒③

㉕ ただ、あなたがたの無意識は、その過去の学びや理解、思考すべてを整理するのに多大なエネルギーを使い果たすことでしょう。

ただ…	→因果／暗示的原因
使い果たすこと…	→命令の埋め込み
無意識…、…学び…、…理解…、…思考…、…エネルギー…	
	→名詞化
その過去の学び…、…思考…、…多大な…	
	→不特定指示指標
整理する…、…使い果たす…	→不特定動詞

㉖ そして、それを、あなたがたが所有できる何かに具体化することでしょう。

そして…	→因果／接続詞
それを具体化すること…	→命令の埋め込み
それ…、…何か…	→不特定指示指標
所有（所有する）…、…具体化する…	
	→不特定動詞

㉗ それには少し時間がかかります。

何／誰にとって時間がかかるのか…
　　　　　　　　　　　　　→削除
それ…、…少し時間が…　　→不特定指示指標
時間…　　　　　　　　　　→名詞化
かかります…　　　　　　　→不特定動詞
何／誰のための時間なのか…→削除

218　そして、明日の朝には、完全に目が醒めているでしょう。

そして…には…　　　　　　→因果／暗示的原因
明日の朝には…　　　　　　→前提
誰にとって完全になのか…　→削除
目が醒めている…　　　　　→不特定動詞

219　ふたりとも、今夜はよく眠れますように――そして、憶えているいないはともかくとして、もし楽しい夢を願うようなら。

（眠れ）ますように…、…憶えている…、…願う…
　　　　　　　　　　　　　→不特定動詞
楽しい…を願うよう…　　　→命令の埋め込み
誰にとって、よく、なのか…、…誰にとって楽しいのか…
　　　　　　　　　　　　　→削除
そして…もし…　　　　　　→因果／接続詞―暗示的原因
楽しい夢…　　　　　　　　→不特定指示指標
夢…　　　　　　　　　　　→名詞化

220　そして、あなたがたの無意識は、意識に対して、特別のお楽しみをひとつ与えることができると、わたしは思っています――今夜の夕食に食べるあるものはとびきり美味しいことでしょう。

そして…　　　　　　　　　→因果／接続詞

　　　　与えること…　　　　　　　→命令の埋め込み
　　　　与える…、…思っています…→不特定動詞
　　　　無意識…、…意識…、…お楽しみ…
　　　　　　　　　　　　　　　　　→名詞化
　　　　特別のお楽しみをひとつ…、…あるもの…とびきり美味しい…
　　　　　　　　　　　　　　　　　→不特定指示指標
　　　　誰にとって美味しいのか…　→削除

㉑　あなたがたの無意識が、それをとびきり美味しいものにしてくれるはずです。

　　　　無意識…　　　　　　　　　→名詞化
　　　　して（する）…　　　　　　→不特定動詞
　　　　とびきり美味しいものにして…→命令の埋め込み
　　　　それ…　　　　　　　　　　→不特定指示指標
　　　　誰にとってとびきり美味しいのか…
　　　　　　　　　　　　　　　　　→削除

㉒　そして、いうまでもなく、あなたがたの無意識はその料理を決めることはないかもしれません。シーツの肌触りを決めることはあるかもしれません。あなたがたが見るものに作用することもあります。そして、無意識のおかげで、あなたがたはこの上なく楽しい気分になることでしょう。

　　　　そして…　　　　　　　　　→因果／接続詞
　　　　決めること…、…決めること…、この上なく楽しい気分になること
　　　　　　　　　　　　　　　　　→命令の埋め込み
　　　　決める…、…決める…、…見る、…楽しい気分になる…
　　　　　　　　　　　　　　　　　→不特定動詞
　　　　無意識…、…無意識…　　　→名詞化
　　　　その料理…、…シーツ…、…もの…
　　　　　　　　　　　　　　　　　→不特定指示指標

何／誰と比べて、この上なく楽しいのか…
　　　　　　　　　→削除

㉓　そして、ここで自分の無意識にさようならをいい、意識レベルでおしゃべりややり取りをすることにしましょう。はい、どうも。お帰りなさい。

　　そして…　　　　　　　　　→因果／接続詞
　　無意識…、…意識レベル…　　→名詞化
　　やり取りをする…　　　　　→不特定動詞
　　自分の無意識にさようならをいい…、…意識レベルで…、…やり取りをする…　　　　　　　　　→前提
　　何についておしゃべりするのか…
　　　　　　　　　　　　　　　→削除

　次のまとめでは、エリクソンが使う第三レベルのパターニングについて論じ、エリクソンがいかに体系的な方法で、クライエントの過去の４タップルにアクセスし、それらをアンカーして、必要なリソースを使えるようにしているかを説明している。エリクソンのワークに存在するものを論じつくしているわけではないが、ヒプノティスト／コミュニケーターがエリクソンのワークを理解し、自分自身の催眠体験を体系化するのにいっそう役立てていただければと思う。

　すでに述べたとおり、変化をもたらす者（催眠を使って心理療法を行なう者）にとってもっとも重要な見解のひとつは、わたしたち人間には必ずひとりひとりに過去の学びと理解とがあり、クライエントが自分の望みどおりの変化を起こすのに必要なリソースは、クライエントのもつそうした学びと理解を方向づけて体系化すれば、それらが与えてくれる、というものである。

　エリクソンがあのような深遠なやりかたで変化を起こすことができるのは、そうした過去の４タップルを利用し、シーケンシングしているからだ。クライ

エントはヒプノティストのコミュニケーションの意味を解釈しながら、まさにそのとき、自分の過去の4タップル全体の中から、自分に必要なリソースを供給してくれる学びを体験するのである。現在と過去のこうした体験（4タップル）は、その後、現在と未来に役立つ形に再編成される。

変性状態のコミュニケーションにおけるヒプノティストの選択肢は、一次体験の4タップル、TDサーチという現象、アンカリング、効果的なペーシング（クライエントの世界モデルを使ってクライエントに接すること）を理解することによって、おおいに拡大する。エリクソン自身、以下のように述べている。

> ……治療に催眠を用いる際は、何よりもまず、患者自身が提案する条件でその患者の要求に応えることである。そののちに、患者自身の問題の伝え方を充分に尊重し、またそれを利用することによって、患者の注意を、患者自身の心的機能の内的プロセスに集中させていくのである。これは、さりげなくも熱意と誠意がはっきり伝わるコメント、説明的なようでいて、患者自身の豊富な心理機能パターンをひたすら刺激しようとするコメントをすることによって達成することができる。その結果、患者は、すでに自分のものにしている学びを利用して、自分の問題を処理するようになり、あるいは、成長しながら向上しつづけるのである。
> ミルトン・H・エリクソン著、ヘイリー編『抵抗する患者に役立つ技法』p.499

summary

ふたつのセッションを振り返る
トランスクリプトⅠ・Ⅱ

　第Ⅱ部のふたつのトランスクリプトは、ミルトン・エリクソンがいかに優雅に変性状態を利用しているかを理解するための、またとない機会を提供しているだけでなく、トランス誘導と変化に関する完璧なトラッキング・モデルにもなっている。

　ふたつのトランスクリプトは、最初、大きく異なっているように見える。モンドとのワークのほうが具体的である。エリクソンは言葉やアナログによるフィードバックをより多く使い、彼女が深いトランスに入るのを助けている。ニックは、言葉やアナログによるフィードバックに関して、提示しているものがモンドより少なく、それだけエリクソンのワークも具体的でなくなっている。エリクソンはニックに対して、名詞化や不特定動詞、不特定指示指標、削除といった一般的な言語パターンをより多く使っている。

- 4タップルのアクセシング（Lオペレータ）とアンカリング
- ポラリティのペーシング（温度）
- 視覚と触運動覚の分離
- メタファー／メタ指示
- 新たな4タップルの構築 ── 基準体験の創出

・ワークの効果の検証

エリクソンは両ケースとも、過去のトランスの4タップルにアクセスすること（Lオペレータ）から始めている。

モンド	ニック
①〜③	①〜②

ニックもモンドもそうした過去の4タップルにアクセスして（Lオペレータ）、それらを思い描く（Rオペレータ）ことでエリクソンのコミュニケーションに反応し、その4タップルのさまざまな部分を（TDサーチ、Lオペレータによって）再体験し始める（Rオペレータ、および、〜Rオペレータ）。つまり、過去のトランスの4タップルのさまざまな部分にアクセスし（Lオペレータ）、再体験した（Rオペレータ）のである。

つづいて、エリクソンはふたりに対して、トランスの4タップルの触運動覚変項に注目する（Rオペレータ）よう指示を出す。

モンド	ニック
⑮〜⑰	⑨〜⑱
㉖	㊾〜㊿
	(64)

ふたつめのメタ・パターンはポラリティのペーシングである。クライエントの現在進行中の体験にペーシングする場合、ヒプノティストはしばしば、トランス体験に関して、クライエントから矛盾したメッセージを提示される（すなわち、Cオペレータが「ノー」）。

エリクソンはひょっとしたら、ニックの催眠体験に関する矛盾したメッセージに神経質になっていたかもしれない。こうした状況で効果的なペーシングを行なうひとつの方法は、提示された双方のメッセージにペーシングすることだ。このケースでは、温度に関するポラリティをペーシングすることで、トランス

体験を望むパートと、抵抗のメッセージを出しているパートとを効果的にペーシングすることができる。温度に関するポラリティのペーシングがメタファーとなって効果を発揮するのは、付加疑問――「あなたはくつろいでいますよね？　くつろいでいませんか？」――がクライエントの示す両方のメッセージをより直接的にペーシングするのとまったく同じである。

　ここで読者の皆さんに思い出していただきたいのは、エリクソンのワークは捉えにくいのと同時に複雑だという点である。つまり、きわめて洗練されたポラリティ・ペーシングを行なえば、ほかに可能な解釈があっても考慮されないことから、エリクソンは「暑い部屋の中の涼しい心地よさ」を利用しているのである。

　こうして触運動覚の変項――すなわち、4タップル＝「心地よさ」――に注目させることによってクライエントに先例を示し、「たとえ暑くても、心地よいと感じていられる」＝「不快なときでも、心地よいと感じていることを選択できる」という総合的な形式的パターンをクライエントが引き出せるようにするのである。

　心地よさ―涼しさ、不快―暑さというこの特殊なペーシングは、これらのトランスクリプトにおいて、ふたりのクライエントが提示している問題と相関関係にある。つまり、このペーシングはそれぞれの問題にそのまま適用できるということだ。たぶんもっとも重要なことは、現在進行中のクライエントの体験の一部を、継続的なペーシングとして利用しているという点だろう。

　ふたつの記録から抽出できる三つめのパターンは、分離と分離状態の利用である。これには、ヒプノティストの認識能力が関わってくる。つまり、クライエントが通常、意識的な表現のために体験のどの変項（クライエントのRオペレータ）を使っているか、その変項と、意識外に表現されている他の4タップル（～R）の変項とがどこでオーバーラップするかに、ヒプノティストは気づかなくてはならない。

　たとえば、エリクソンはモンドに、まず夫の腕浮揚体験を視覚化する（Lオペレータ）よう指示している。つづいて、そのときの感覚が自分の体験の中でどういうものとして感じられるか（表象システムのオーバーラップ）をつかんだら、それを一般化するよう指示している。そうすることによって、腕浮揚を導き出すのである（㉗-㉘）。

エリクソンはモンドのケースで、4タップルの他の部分を再体験させるためのリードとして、視覚の変項を利用している。楽しい体験を蘇らせる各例では、まずそれを視覚化させ、その後、4タップルの触運動覚部分、つまり、その楽しい4タップルと結びついている感覚を加えさせている（81-93）。つづいて、再び視覚のリードを使って不快な4タップルを思い出すよう暗示するが、ここでは、心地よさに関する触運動覚の変項を維持するよう暗示している（97-100）。
　一方、ニックのケースでは、ニックのRシステムである触運動覚を利用して、オーバーラップする点までニックをリードし、そこで4タップルの視覚部分を加えている（㊸-㊽）。また、ニックを催眠に誘導するときのコミュニケーションのほうが、内容が一般的になっている。つまり、ニックには、特定の4タップルを思い出すようはっきり指示することはなく、触運動覚の変項（心地よさ）を維持するよう暗示を与え、自分が思い描きたいと思う体験を視覚化しながら、K変項をもちつづけ、Kを維持するよう暗示を与えるだけである（㊵-㊻）（㊾-㊿）（㊽-㊾）。
　次に考察するのは、メタファーとメタ指示である。エリクソンはふたつのトランスクリプトの中で、新たな理解、世界の新しい味わい方をクライエントたちに暗示している。そして、メタファーを使い、メタ指示を出し、あるいは、クライエントがトランスでの学びや過去の4タップルをより深く理解した上で利用できるようなやりかたで、直接的に暗示を与えることによって、これを行なっている。この先例は、いずれのクライエントの場合も、早い時期に示され、

	モンド	ニック
	㊸〜㊽	㊸〜㊾
	㊾〜㊽	㊾〜⑩
	⑰〜⑱	⑮

クライエントがメタ指示を確実に受け入れるようにし、また、クライエントには選択肢があるということを明らかにもしている。自分には自分の望みどおりのものを創り出すリソースが備わっているということをクライエントに具体的に説明することは重要であり、そのためには、基準体験を確立する必要がある。

以下は、新しい基準体験の創り方の一例だ。

　エリクソンは一貫して、過去の楽しい４タップルをモンドに視覚化させ、それに触運動覚の変項を加えていく。つづいて、不快な４タップルをひとつ視覚化させ、触運動覚の変項（最初の４タップルに加えたもの）はもちつづけるよう指示し、その後、彼女にはコントロールする力があることを証明してみせる。
　この証明は以下の手順で行なっている。まず、視覚のリードを使って不快な４タップルをひとつ思い出してもらう。次に、このケースにふさわしい不快な４タップルをそれに追加する。つづいて、不快な触運動覚の感覚を、モンドのある行動（まばたき）に予めアンカーした楽しい触運動覚の感覚に置き換えるのである。モンドは別の機会にこれを基準体験として利用することができる。

モンド
⑯～⑰
⑬～⑬

　エリクソンは、ニックとの直接的なワークでは、ニックの行動の一部（呼吸）を利用して、ニックが自分の行動をどれだけコントロールできるかを説明し、基準体験を創っている。エリクソンのいうように、これは、ニックが気づくことのできる体験である（すなわち、ニックは通常、息遣いがはっきり聞こえるような呼吸をしていないということ）。
　こうして基準の４タップルを確立すれば、クライエントは一般化に使える４タップルをもつことができるようになり、ヒプノティストは自分のワークの効果をチェックする方法を入手することができるようになる。言い換えれば、クライエントに当人の行動（まばたき、息遣いがはっきり聞こえるような呼吸）を利用した基準の４タップルを与えることによって、ヒプノティストは事実上、新しい選択肢のコントロール力（意識的であれ、無意識的であれ）をクライエントにアンカーできるということである。
　エリクソンは、自己アンカー（「自分のまばたき」）を使って不快感を消すよう、モンドに暗示を与えている。まばたきによる自己アンカーは、あるレベルにおいて、そのプロセスとクライエント（モンド）の現在の体験の一部とを結びつ

けている。別のレベルでは、新たに選んだ心地よさを目の開け閉めで実際に味わうことが、自分の問題をしっかり見つめ始めるためのメタファーになっているのかもしれない。

しかし、エリクソンはニックとのワークでは、トランスクリプトのかなり早い時期にニックが自分の呼吸を基準構造としてコントロールできることを指摘し、別の4タップルを視覚化しながら心地よさを維持するよう、ニックに暗示を与えている。そして最後に、これから新しい学びを利用するつもりかどうかを直接ニックに訊ね、ニックから直接の反応を引き出している。

ここで、エリクソンが双方のトランスクリプトのいたるところで健忘を肯定する暗示を与えていることに注目することは重要であり、したがって、トランス体験の有用で大切な部分のみを意識に上らせる方法——体験の欠落部分に橋を架ける方法——を理解することも重要である。この方法は、新たな選択肢を変性意識状態と覚醒状態の双方でクライエントに実践させることによってわかるようになる。エリクソンはそのようなやりかたで、自分のワークの効果をチェックし、新しい学びを無理やりクライエントに意識させないようにしているのかもしれない。確かに、モンドには、トランスから目醒めたときに不快感（手が動かないこと、暑さ）を味わうだろうと暗示し、そののちに、行動による前提（「どちらの手にある生命線のほうが長いですか？」）を使って、モンドが新たな選択肢を実践して不快感をコントロールできるようにしている。

第Ⅱ部で提示したのは、三つのレベルのパターンである。ひとつめは、ミルトン・エリクソンの催眠言語の基盤を成す言語パターン、ふたつめは、望みどおりのトランスを発生させ、暗示どおりの現象を引き起こすためのパターン、三つめは、クライエントが新たな選択肢を得られるよう基準構造を構築するためのパターニングで、過去の体験（4タップル）をいかにシーケンシングし、操作するのか、クライエントの現在進行中の体験をいかに組み込んで利用するのかを明らかにするものである。

参考文献

1. 全般的内容に関する文献

Bach, E. *Syntactic Theory*. New York: Holt, Rinehart and Winston, Inc., 1974. E・バック『文法の理論』(大修館書店、1981)

Bach-y-Rita, P. *Brain Mechanisms in Sensory Substitution*. New York: Academic Press, 1972.

Bandler, R., and Grinder, J. *The Structure of Magic I*. Palo Alto, Calif.: Science and Behavior Books, 1975. リチャード・バンドラー&ジョン・グリンダー『魔術の構造』(亀田ブックサービス、2000、『人間コミュニケーションの意味論Ⅰ』改題)

Bandler, R., Grinder, J., and Satir, V. *Changing with Families*. Palo Alto, Calif.: Science and Behavior Books, 1976.

Bever, T. G. "The Cognitive Basis of Linguistic Structure," in J. Hayes (ed.), *Cognition and the Developments of Language*. New York: John Wiley and Sons, 1970.

Chomsky, N. *Syntactic Structures*. Mouton, The Hague, 1957.『文法の構造』(研究社出版、1963)

Chomsky, N. *Aspects of the Theory of Syntax*. Cambridge, Mass.: MIT Press, 1965.『文法理論の諸相』(研究社出版、1997)

Chomsky, N. *Language and Mind*. New York: Harcourt Brace Jovanovich, Inc., 1968.『言語と精神』(河出書房新社、2011)

Dimond, S., and Beaumont, K. *Hemisphere Function in the Human Brain*. New York: John Wiley & Sons, 1974.

Dimond, S. *The Double Brain*. London: Churchill Livingstone, 1972.

Eccles, J. *Brain and Conscious Experience*. New York: Springer-Verlag, 1966.

Fillmore, C., "The Case for Case," in E. Bach and R. Harms (eds.), *Universals in Linguistic Theory*. New York: Holt, Rinehart and Winston, 1968. バック&ハームス編『格文法の原理――言語の意味と構造』(三省堂、1988所収)

Gardner, H. *The Shattered Mind*, Knopf, 1975. ガードナー『砕かれた心』(誠信書房、1986)

Gazzaniga, M. *The Bisected Brain*. New York: Appleton Century Croft, 1974.

Greene, G. "How to Get People to Do Things With Words" in *Papers From the 8th Regional Meeting of the Chicago Linguistic Society*. Chicago: University of Chicago, 1970.

Grinder, J. *On Deletion Phenomena in English*. Mouton, The Hague, 1974.

Grinder, J., and Bandler, R. *The Structure of Magic II*. Palo Alto, Calif.: Science and Behavior Books, 1975. リチャード・バンドラー&ジョン・グリンダー『魔術の構造』(亀田ブックサービス、2000、『人間コミュニケーションの意味論II』改題)

Grinder, J., Bandler, R., Dilts, R., DeLozier, J., and Cameron, L. *Neuro Linguistic Programming I*. CA: Meta Publications, 1979.

Grinder, J., and Elgin, S. *A Guide to Transformational Grammar*. New York: Holt, Rinehart and Winston, 1973. グリンダー&エルジン『入門変形文法』(こびあん書房、1975)

Gruber, J. *Studies in Lexical Relations*. Unpublished doctoral dissertation, MIT, 1965.

Haley[1], J. (ed.) *Advanced Techniques of Hypnosis and Therapy*. New York: Grune and Stratton, 1967.

Haley, J. *Uncommon Therapy*. New York: Grune and Stratton, 1973. ジェイ・ヘイリー『アンコモンセラピー――ミルトン・エリクソンのひらいた世界』(二瓶社、2000)

Horn, L. "A Presuppositional Analysis of Only and Ever," in *Papers From the 5th Regional Meeting of the Chicago Linguistic Society*. Chicago: University of Chicago, 1969.

Jacobs, R., and Rosenbaum, P. *English Transformational Grammar*. Waltham, Mass.: Ginn/Blaisdell, 1968. ジェイコブズ&ローゼンボーム『基礎英語変形文法』(大修館書店、1971)

Jeffress, J. A. *Cerebral Mechanisms in Behavior*. New York: Hafner Co., 1967.

Kartunnen, L. "Remarks on Presuppositions," at the Texas Conference on

Performances, Conversational Implicature and Presuppositions, March 1973. (謄写印刷物)

Katz, J. *Semantic Theory.* New York: Harper and Row, 1972.

Lakoff, G. *Linguistics and Natural Logic.* Ann Arbor: University Michigan, 1970.

Langacker, R. *Language and Its Structure.* New York: Harcourt Brace Jovanovich, Inc., 1967. ラネカー『言語と構造——言語学の基本概念』(大修館書店、2000)

Levy, J. *Psychobiological Implications of Bilateral Asymmetry,* article in *Hemispheric Function in the Human Brain,* New York: John Wiley & Sons, 1974.

Lyons, J. *Introduction to Theoretical Linguistics.* Cambridge, England: Cambridge University Press. ライオンズ『理論言語学』(大修館書店、1973)

McCawley, J. "Lexical Insertion in a Transformational Grammar," in *Papers From the 4th Regional Meeting of the Chicago Linguistic Society.* Chicago: University of Chicago, 1968.

Miller, G. A. "The Magic Number 7±2" in the *American Pcychologist,* 1956.

Plath, W., and Bever, T. *Specification and Utilization of a Transformational Grammar.* Bedford, Mass.: Air Force Cambridge Research Laboratories, July 1968.

Polya, G. *Patterns of Plausible Inference.* Princeton, N.J.: Princeton Univ. Press, 1954.

Postal, P. "On the Derivation of Pseudo-Adjectives," paper delivered to the 44th Annual Meeting of the LSA, 1969.

Postal, P. "On the Surface Verb *Remind,*" in *Linguistic Inquiry.* (1;1:37-120) 1970.

Ross, J. R. "On Declarative Sentences," in R. Jacobs and P. Rosenbaum, *Readings in English Transformational Grammar.* Waltham, Mass.: Ginn/Blaisdell, 1970.

Sapir, E. *The Selected Writing of Edward Sapir.* Berkeley: University of California Press, D. Mandelbaum (ed.), 1963. マンデルボーム編『言語・文

化・パーソナリティ——サピア言語文化論集』(北星堂書店、1983)
Searle, J. *Speech Acts*. Cambridge, England: Cambridge University Press, 1969. サール『言語行為——言語哲学への試論』(勁草書房、1986)
Slobin, D. *Psycholinguistics*. Foreman, & Co., 1971. スロービン『心理言語学入門』(新曜社、1975)
Weizenhoffer, A. *General Techniques of Hypnotism*. New York: Grune and Stratton, 1957.
Whorf, B. "Grammatical Categories," in J. E. Carroll (ed.) *Language, Thought and Reality*. New York: John Wiley & Sons, 1956. キャロル編『言語・思考・現実——ウォーフ言語論選集』(抄訳:弘文堂、1978、完訳:南雲堂、1978)

2. モデリング／形式体系／認識論に関する文献

Ashby, W. R. *An Introduction to Cybernetics*. Chapman and Hall, Ltd., and University Paperbacks, 1956. アシュビー『サイバネティクス入門』(宇野書店、1967)
Bateson, G. *Steps to an Ecology of Mind*, New York: Ballantine Books, 1972. ベイトソン『精神の生態学』(改訂第2版、新思索社、2000)
Boyd, D. *Introduction to Systems Analysis*. 1975.
Carnap, R. *The Logical Syntax of Language*. Totowa, New Jersey: Littlefield, Adams and Company, 1959.
Copi, I. *Introduction to Logic*. New York: Macmillan, 1961.
Herzberger, H. "The Logical Consistency of Language," in *Harvard Educational Review*, 35:469-480, 1965.
Hume, D. *Enquiry Concerning Human Understanding*. Oxford, England: Oxford University Press. デイヴィッド・ヒューム『人間知性研究——付・人間本性論摘要』(法政大学出版局、2004)
Korzybski, A. *Science and Sanity*. Lakeville, Conn: The International Non-Aristotelian Library Publishing Company, 4th Edition, 1933.
Miller, G. A., Galanter, E., and Pribram, K. *Plans and the Structure of Behavior*. New York: Holt, Rinehart and Winston, Inc., 1960.

Newell, A., and Simon, H. A. *Human Problem Solving*. Englewood Cliffs, New Jersey: Prentice-Hall, 1972.

Pribram, K. *Language of the Brain*. Englewood Cliffs, New Jersey: Prentice-Hall, 1971.

Russell, B. *Introduction to Mathematical Philosophy*. London, England: George Allen and Unwin, Ltd., 2nd Edition, 1921. ラッセル『数理哲学序説』（岩波書店、1954）

Schank, R., and Colby, K. *Computer Models of Thought and Language*. San Francisco: W. H. Freeman and Company, 1973.

Tarski, A. *Introduction to Logic*. New York: Oxford University Press, 1941.

Vaihinger, H. *The Philosophy of "As If"*. London, England: Routledge, Kegan and Paul, Ltd., 1924.

注

1．「（Milton H. Erickson) 1967」とある部分がこれに該当する。

あとがきに代えて
読者に注意していただきたいこと

　神経言語プログラミング（NLP）は、人間が行なう選択が飛躍的に拡大・進展したことを象徴しています。NLPでは、かつて運命や偶然、遺伝、めぐり合わせ、神の思し召しなどとされたものを受け入れるための選択肢が、腕の立つ安定したプラクティショナーの裁量に任されています。わたしにとって重要なのは、腕の立つ安定したというフレーズが伝えようとしていることを、少しでも説明することです。

　腕の問題が指摘するのは、いかなる興味深い人間的なスキルであれ、その熟練には欠かせないものがあるということです。NLPプラクティショナーを目ざす者は練習に打ち込み、自らを鍛錬して、NLPと呼ばれる生身の体によるパターニングを探究し、学習し、最終的には極めなくてはなりません。これを成し遂げて初めてNLPの徒となり、その結果として、技術者となるのです。

　安定の問題はふたつの必要条件に言及しています。ひとつは、NLPの徒として、（技術者として極めた）一連のスキルを、自らの生活の――私生活および仕事上の――あらゆる分野に統合できなくてはならないということ、今ひとつは、こうしていったん専門的なスキルが統合されたら、ある叡知をもってこれらの選択肢を行使するという恐ろしいほどの責任に直面しなくてはならないということです。ここに到って、イモムシは自らを幽閉していた繭を押し破り、技術者は芸術家に変身します。

　以上は、いくぶん回りくどい言い方はしていますが、すべて、NLPプラクティショナー志望者への警告です。昨今では、NLPのトレーニングを提供しようと目論む人びとが世界中にあふれんばかりであり、メンターを選ぼうとす

る今こそ、読者の皆さんには、NLPを実践する際の芸術性に結びつくもっとも重要な能力のひとつ、すなわち、トレーナーだとされる人びとの一貫性を評価する力を働かせていただきたいと思います。もし直観が警告を発したなら、もしそうした人びとの言葉と実際の行動や仕事との間に不一致を見つけたなら、立ち止まることなく、適切なモデルを探しつづけていただきたいと思います。

ジョン・グリンダー
JohnGrinder.com
quantum-leap.com

訳者あとがき

　本書は、*Patterns of the Hypnotic Techniques of Milton H. Erickson, M.D. Vol. I & II* の全訳であり、原書はそれぞれ 1975 年、1977 年に出版されたものである。エリクソンは 1980 年に亡くなったが、彼の偉業が今もなお輝きつづけているのはもちろんのこと、著者たちの偉業にも敬服する以外ない。著者ジョン・グリンダー、リチャード・バンドラー、ジュディス・ディロージャ（ディロージャは第II巻のみの執筆）の努力でエリクソン催眠の中身が──たとえすべてではないにせよ──明示化されたことにより、医療催眠のみならずコミュニケーションそのものがおおいに進歩したことは誰の目にも明らかである。

　催眠療法のミルトン・エリクソン、家族療法のヴァージニア・サティア、ゲシュタルト療法のフリッツ・パールズの三者が行なうワークの分析から NLP が生まれたのはよく知られるところである。本書は、NLP の土台となったそのエリクソン催眠の要を、

(1) ペーシングして優位半球の注意をそらし、その優位半球を利用すること
(2) 非優位半球にアクセスすること

の二点と見きわめ、エリクソンの驚嘆すべき多彩な論文を種々取り上げて分析を進めていく。エリクソンの技に魅せられ、著者たちの分析力と統合力に魅せられる二冊である。

　もっと具体的にいえば、第I巻は、エリクソン催眠の言語パターンを理解し、学び、実際に利用できるようになるためのマニュアルである。

　第II巻は、言語表現とそれが表わす体験とを、4タップルを使ってモデリングし、その4タップルに働くRオペレータ、Lオペレータ、Cオペレータを理解することによって、エリクソン催眠のパターンをより深く理解し、学び、実際に利用できるようになるためのガイドである。

　4タップルは、ある時点である人に生じた体験であり、VOKA の 4 要素で表現する。L オペレータはその体験にアクセスするときの特徴を表わし、R オ

ペレータは、その体験の一部を意識化するときの特徴、Cオペレータは、その体験内の一貫性や他の時点での体験との一貫性の特徴（有無や状態）を表わしている。このモデリングには、エレガンスの原則――「あるタスクに役立つもっとも価値あるモデルは、パターンや区別の数を最低限に抑え、なおかつ、目的の遂行には充分なものである」――が貫かれている点も注目に値する。

第Ⅱ巻の後半は、実際のワークを文字に起こしたトランスクリプトに解説が加えられ、それまでの学びを確認しながら読み進められる構造になっている。

NLPは今もなお進化を続け、治療から教育、ビジネス、自己啓発へとその適用の場を広げている。共通項はコミュニケーション、すなわち、他者とのコミュニケーション、自分自身とのコミュニケーションである。それゆえにこそ、本書には「コミュニケーター」という表現が多々出てくる。エリクソンが使ったさまざまなパターンを理解し、学び、自分のものにすることは、コミュニケーションに関わるすべての人びと、すなわち「コミュニケーター」にとって、また、人間がコミュニケーションを介して生きる動物であるとするなら、あらゆる人びとにとって、それぞれの形で役立つはずだと信じている。

最後に、本書での用語について、ひと言触れておきたいと思う。「表象システム」という表現については、現在、ほかにも「表象体系」、「表出体系」、「代表システム」といった訳し方がある。また、「リード・システム」には、「誘導体系」という訳語もある。訳語はいずれ定まっていくと思われるが、本書では訳註や併記によって、その多様性を示す形を採っている。

本書の出版に当たり、著者のジョン・グリンダー博士には、私のさまざまな問い合わせに対して、迅速かつ丁寧にご返答いただき、おおいに助けられました。ありがとうございます。さらに、日本NLP学院の松島直也氏には前もって訳稿をお読みいただきましたことを申し添えて、お礼の言葉としたいと思います。編集では、春秋社の賀内麻由子さんに大変お世話になりました。心よりお礼申し上げます。

2012年3月

浅田仁子

著者・訳者紹介 (五十音順)

ジュディス・ディロージャ (Judith Delozier)

70年代のNLPの草創期に学生としてその開発に参加、本書にも収められたエリクソンのモデリングにもとづく多くのモデルを考案した。80年代は、グリンダーらとニューコードNLPの開発に寄与。現在は、ロバート・ディルツらと「NLPユニバーシティ」(NLPU) 主宰。著者に『Neuro-Linguistic Programming vol.1』(グリンダー、バンドラー、ディルツとの共著)、『ニューコードNLPの原点』(グリンダーとの共著) などがある

ジョン・グリンダー (John Grinder, Ph.D)

1940年生まれ、アメリカ合衆国出身の言語学者 (変形生成文法)、カリフォルニア大学 (UCSC) 助教授をへて1970年代に短期療法の一潮流となったNLP (神経言語プログラミング) をリチャード・バンドラーらと創始。その出発点となった『魔術の構造』、本書(『ミルトン・エリクソンの催眠テクニック』) を共同執筆する。80年代以降は、G・ベイトソンの理論を反映したニューコードNLPを新たに展開している。著書に『ニューコードNLPの原点』(ディロージャとの共著)、『魔術の構造』『リフレーミング』(バンドラーとの共著)、カルメン・ボスティック・サンクレアとの共著に *Whispering in the Wind* などがある。

リチャード・バンドラー (Richard Bandler)

1950年生まれ、アメリカ合衆国出身。カリフォルニア大学 (UCSC) 卒業。「ゲシュタルト療法」を学ぶ学生として1970年代にジョン・グリンダーと出会い、ともにNLPを創始。短期療法として始まったNLPをビジネスや自己啓発の分野へと拡張、応用的に展開している。著書にグリンダーらとの共著 (グリンダーの項参照) のほかに、『神経言語プログラミング』『望む人生を手に入れよう』など。

浅田仁子 (あさだ・きみこ)

静岡県生まれ。お茶の水女子大学文教育学部文学科英文科卒。社団法人日本海運集会所勤務、BABEL UNIVERSITY講師を経て、英日、仏日の翻訳者に。訳書に『サーノ博士のヒーリング・バックペイン』『RESOLVE』『こころを変えるNLP』『タッピング入門』『クリーン・ランゲージ入門』『NLPヒーローズ・ジャーニー』(春秋社)、『マッサージ・バイブル』(創元社)、『山刀に切り裂かれて』(アスコム)、『パクス・ガイアへの道』(日本教文社) などがある。

PATTERNS OF THE HYPNOTIC TECHNIQUES OF MILTON H.
ERICKSON, M.D. Volume 2
by John Grinder, Judith Delozier, and Richard Bandler

Copyright © 1977 by Meta Publications

Japanese translation published by arrangement with John Grinder
through The English Agency (Japan) Ltd.

ミルトン・エリクソンの催眠テクニックⅡ　［知覚パターン篇］

2012年4月30日　第1刷発行
2023年3月10日　第6刷発行

著　者＝ジョン・グリンダー＋ジュディス・ディロージャ＋リチャード・バンドラー
訳　者＝浅田仁子
発行者＝神田　明
発行所＝株式会社　春秋社
　　　　〒101-0021 東京都千代田区外神田2-18-6
　　　　電話　（03）3255-9611（営業）
　　　　　　　（03）3255-9614（編集）
　　　　振替　00180-6-24861
　　　　https://www.shunjusha.co.jp/
印刷所＝萩原印刷株式会社
装　丁＝岩瀬　聡

ⓒ Kimiko ASADA, 2012, Printed in Japan.
ISBN978-4-393-36124-5 C0011　定価はカバーに表示してあります。

R. バンドラー＋J. グリンダー／浅田仁子訳
ミルトン・エリクソンの催眠テクニックⅠ
言語パターン篇　　　　3630円

若きバンドラーとグリンダーが現代催眠の父M・エリクソンの「天才の技」に迫るNLPの出発点となった幻の名著。テーマ別二巻構成。ハクスレーの催眠記録を収める事例篇。

D. ショート他／浅田仁子訳
ミルトン・エリクソン心理療法
レジリエンスを育てる　　3850円

レジリエンス——それは失敗から回復する力。人生をリハビリテーションの連続と呼んだ天才的セラピストの「希望の方法」に迫る。エリクソン財団研究者による名著邦訳。

C.アンドレアス他／穂積由利子訳
コア・トランスフォーメーション
　　　　　　　　　　　3740円

自分の欠点や問題を排除するのではなく、問題そのものを利用して、天真爛漫な心の本然、古今東西の宗教家が求めてきた愛と安らぎの境地に人を導く画期的な心理的技法。

R. テムズ／浅田仁子訳
タッピング入門
シンプルになった〈TFT＆EFT〉　　2420円

からだの疲れや病気に何故か「ツボ」が効くように、心の痛みにも効く「ツボ」がある。トントンと叩くだけでなおると評判の新療法を実践的に紹介、薬箱に一冊どうぞ。

R. ディルツ＋S. ギリガン／橋本監訳＋浅田訳
NLPヒーローズ・ジャーニー
　　　　　　　　　　　3740円

コーチング界の雄とエリクソン催眠療法の第一人者が開発した伝説のワークショップを完全再現。神話学の「英雄の旅」をモチーフに苦難を克服し成長へ向かう4日間の旅。

ホール＋シャーベイ編／足立桃子訳
NLPイノベーション
〈変革〉をおこす6つのモデル＆アプリケーション　　3080円

今もっとも活躍するプラクティショナー15人の最新モデルをパッケージしたハンドブック。ディルツからボルスタッドまで、ソーシャルな課題解決にとりくむNLP最前線。

L.M. ホール／橋本監訳＋浅田訳
NLPハンドブック
神経言語プログラミングの基本と応用　　3850円

カウンセリングの新しい潮流を担う神経言語プログラミング（NLP）の基本と主要な77のパターンを収めたガイドブック。人間の秘めたるパワーを引き出してくれる一冊。

※価格は税込（10%）。